你的育儿手账书
值得一辈子珍藏

好孕来了

孕产全程 | 52 周必读 | 边读边记

妈咪 Jane ／编著

【美】陈磊／顾问医师
瓶盖／插画

U03346048

中国出版集团
东方出版中心

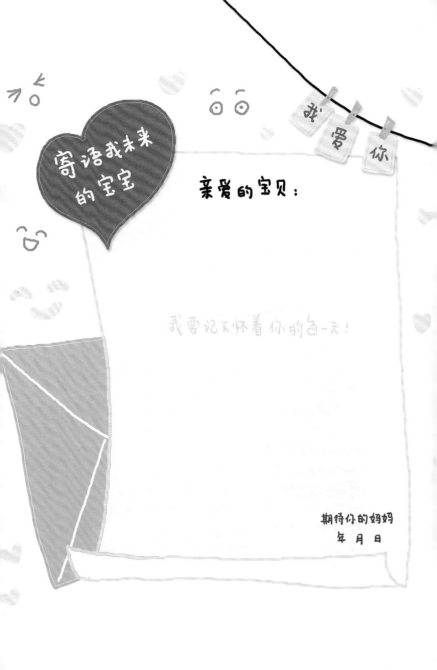

寄语我未来的宝宝

亲爱的宝贝：

我要记下怀着你的每一天！

期待你的妈妈
年 月 日

我的胎宝宝什么样？

从医学角度来计算孕期是这样的：末次月经的第一天就是孕期的开始。本周是备孕妈妈受孕前的最后一次月经来潮，虽然胚胎尚未在母腹中安营扎寨，但已经算作孕期的开始了。

孕 1 周我该做些啥？

❋ 思考新生命对家庭和事业的意义。

❋ 了解怀孕特征和测孕知识，准备测孕工具。

❋ 补充维生素，继续服用适量叶酸。

每周必知：

我怀孕后，身体会有什么反应？

❋ 停经，其间会感觉特别容易疲倦，腹部有满胀感并乳房胀痛（比经期更强烈）；

❋ 恶心、呕吐，也可能会突然想吃某种食物或偏好某种味道；

❋ 小便次数增多，基础体温保持偏高状态。

我怎么知道真的怀孕了？

❋ **快速尿检**：在怀孕两周后就可以自测有没有怀孕了。想知道自己是否怀孕的备孕妈妈可以去药房买验孕棒，第三周就可以自行检测尿液中的 HCG（胎盘形成时产生的一种荷尔蒙）。最好用晨尿检测哦！

❋ **可靠血检**：即使自测出已怀孕，为了确保准确无误，还是需要去医院做血检，检测血液中 HCG 的含量，其结果比尿检更为可靠。

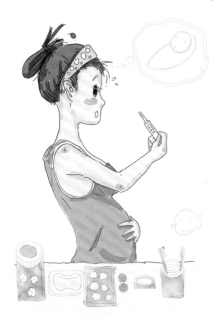

两条线！难道我怀孕了？

妈妈（备）孕 1 周

日 期	MON

日 期	TUE

日 期	WED

日 期	THU

日期   FRI

日期   SAT

日期   SUN

考一题，扫答案

半数孕妈咪会得妊娠期牙龈发炎，所以我现在还可以去看牙医吗？

移动阅读

扫答案

停止避孕可以马上备孕吗？

● 如果是采用屏蔽工具避孕，如避孕套或阴道隔膜，一旦停止使用就可以立刻进入备孕阶段。

● 如果是使用宫内节育器避孕，需要取出宫内节育器，并等月经恢复到相对正常，一般在第一个正常的月经周期后就可以考虑备孕。

● 但如果是服用避孕药避孕，应提前一段时间停止使用。一般来说，身体要等停药四五个月后，才能恢复正常的内分泌环境重新排卵。

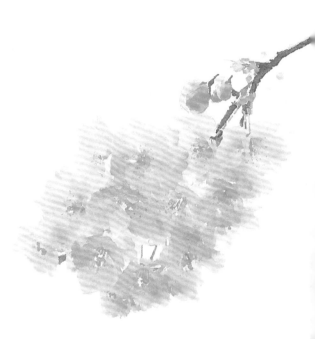

我的胎宝宝什么样？

宝宝快来了！末次月经来潮的第一天算起，正数 14 天 +/-2 天就是排卵期。本周卵子尚未受孕，备孕妈妈选择在排卵期受孕，可使精子在最短的时间内与卵子结合。

孕 2 周我该做些啥？

❀ 进行家庭经济和未来生活规划。

❀ 计算自己的排卵期，做好受孕准备。

❀ 有宠物的家庭，备孕妈妈要做好 TORCH 检验。

每周必知：

美容美体慎重进行

❀ 染发：染发剂含有复杂的化学成分，某些物质可引起细胞染色体的畸变，从而诱发胎儿畸形，或使孕妈咪皮肤产生过敏反应。

❀ 烫发：烫发会加重孕期头发脱落；一些化学冷烫精可能会影响胎儿的正常生长发育，少数孕妈咪还会对其产生过敏反应。

❀ 桑拿：蒸汽室、桑拿房和按摩间的高温对孕妈咪来说非常危险。

叶酸适量补充

❀ 科学数据表明，服用小剂量叶酸可预防胎儿出生缺陷，特别是神经管畸形。备孕和孕期中需每日补充叶酸，持续到怀孕后 3 个月为止。单片剂量为 400~600 微克（0.4~0.6 毫克），每日一片；或服用含有叶酸的维生素和矿物质合剂。

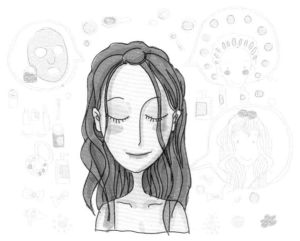

假如我怀孕了，还能烫发吗？

妈妈（备）孕 2 周

日期   MON

日期   TUE

日期   WED

日期   THU

日 期   FRI

日 期   SAT

日 期   SUN

考一题，扫答案

现在网上可以购买到促排卵药，听说吃这种药可增加怀双胞胎的概率，我想试试，可以吗？

移动阅读

扫答案

TORCH 检验

家里养了宠物，需要送走吗？建议备孕前，先做一项 TORCH 化验：

• 如果 TORCH 检验显示已经感染过弓形虫，表示体内已经产生了抗体，那么孕期与萌宠相处不必太紧张，但要注意卫生，以防再次感染。

• 若显示从未感染过弓形虫，则表示体内无抗体，存在感染风险，与萌宠在一起须谨慎相处，避免亲密接触，注意饮食卫生，或暂别宠物。

• 如果显示正在感染中，则暂时不能怀孕，待治愈后方可考虑怀孕。

• 如果已在孕早期，而 TORCH 检验显示正在感染中，须遵医嘱立即接受治疗或中止妊娠。

妈妈孕 3 周

我的胎宝宝什么样？

本周，胚胎在你腹中正式驻扎：精子和卵子结合形成受精卵，受精卵经过 3~4 天的运动到达子宫腔，不断分裂成为桑胚体。

孕 3 周我该做些啥？

❉ 恭喜你，本周可确定是否怀孕了！

❉ 立即着手了解和选择产检、分娩的医院。

❉ 如在职，需要考虑孕育与职业的关系，尽早与上司讨论职业规划。

❉ 改变对健康孕育不利的生活方式。

每周必知：

孕期旅行注意事项

❉ 怀孕头 3 个月是胚胎发育的关键时期，此时的胚胎较为脆弱，容易受外界不利因素的影响，不适宜远行。如果你是高危孕妇，更不宜长途旅行。

❉ 孕中期（孕 4~7 个月）若身体状况良好，旅行通常没有问题，但在旅行前务必先了解目的地妇产科医院的相关信息，如出现紧急情况可以及时就医。如果孕妈咪日常产检是在私立妇产科医院，请带好负责你产检的医生的联络电话，有紧急情况可以立即咨询。

❉ 乘坐飞机或汽车，必须把安全带系在腹部以下。如果飞行或乘车时间较长，应保持每两小时起身走动以活动手脚。

❉ 如果乘坐国际航班，最好带上医生证明以证实你的身体状况能够正常乘机。

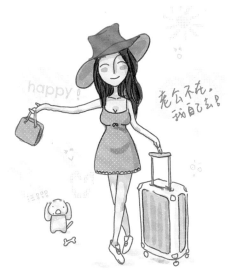

我还能像孕前那样惬意地旅行吗？

日 期　　　　　　　MON

日 期　　　　　　　TUE

日 期　　　　　　　WED

日 期　　　　　　　THU

日 期　　　　　FRI

日 期　　　　　SAT

日 期　　　　　SUN

考一题，扫答案

听说辐射会给人体和胎儿带来不良影响，那怀孕了，我还能用手机吗？

移动阅读

扫答案

孕妈咪感冒了怎么办？

- 若仅有打喷嚏、流鼻涕或轻度咳嗽等症状，则无需用药，可注意多休息，多喝开水，并注意保暖。
- 感冒较重伴有高热者，应尽快采取措施控制体温，并立即就医。
- 常用的物理降温法：在额、颈部放置冰袋，或用湿毛巾冷敷，或直接使用退热贴。

温馨提醒：孕妈在感冒期间保持居室内空气洁净的方法是，上、下午开窗通风，并使用专业空气净化产品，有效过滤空气；同时使空气湿度维持在 50%~70% 之间。

我的胎宝宝什么样？

这周，胚胎已经在子宫内"着床"并慢慢长大，大脑的发育也已经开始，受精卵不断地分裂，一部分形成大脑，另一部分则形成神经组织。

孕 4 周我该做些啥？

❀　及时到社区医院建立怀孕健康档案。

❀　高龄孕妈咪最好做个全面的身体检查。

❀　远离烟、酒。

❀　夫妻之间的性生活要节制。

每周必知：

孕期性生活注意事项

❀　**孕早期应节制性生活**：此时胎盘尚未完全形成，胚胎和胎盘都处于不稳定状态，非常容易流产。再加上大多数孕妈咪有强烈孕吐反应，且容易感到疲劳，所以最好采取边缘性接触，通过搂抱、抚摸、亲吻的方式达到性的满足。

❀　**孕中期可适度性生活**：怀孕 4~5 个月后处于稳定期的健康孕妈咪，是可以适度性生活的。但是，随着子宫的膨胀，一些体位会变得特别困难，孕妈咪需要与爱人多交流沟通，互相理解。在性生活中，如果孕妈咪感觉疼痛、辛苦或者腹部受压，应立即停止或调整体位，千万不要忍耐。

❀　**孕晚期最好停止性生活**：此时子宫明显增大，对外界的刺激变得很敏感，任何性刺激都有可能引起子宫收缩，导致胎膜早破和早产。

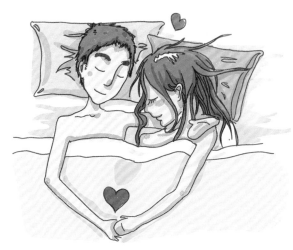

和老公亲热了，有些担心对宝宝有影响呢！

妈妈孕 4 周

日 期   MON

日 期   TUE

日 期   WED

日 期   THU

日 期　　　　　　　FRI

日 期　　　　　　　SAT

日 期　　　　　　　SUN

考一题，扫答案

有的孕妈咪阴道一直流血，被怀疑先
兆流产，可否靠补充孕酮来保住胎儿?

移动阅读

扫答案

7 种情况，避免性生活

- 出现早产迹象或有早产史。
- 确诊为子宫颈机能不全（子宫颈内口闭锁不全或松弛，可能会导致流产）或前置胎盘。
- 有阴道出血现象或有流产史。
- 患有阴道炎（在治疗期间禁止性生活，治愈后可恢复）。
- 有心脏病史、妊娠高血压病史。
- 身体状况较差的高龄孕妇。
- 如果产检时，医生要求禁止性生活，一定要听从医生的建议。

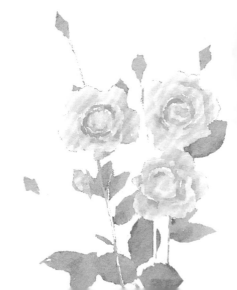

我的胎宝宝什么样？

此时的小胚胎长约 4 毫米，大小像苹果籽一样，外观像个"小海马"。胚胎已经分化成三层，每一个胚层都将分化为不同的组织。

孕 5 周我该做些啥？

❋ 开始出现早孕反应，保证足够睡眠和营养摄入。

❋ 避免剧烈运动，防止胎儿心脏、血管系统受损。

❋ 保持良好的情绪，对胎儿进行情绪胎教。

每周必知：

食物金字塔：我该怎么吃？

孕妈咪应根据营养专家制定的食物金字塔来保证均衡的膳食，减少摄入金字塔顶的食物量，保证塔底的食物摄入量。

❋ 顶层：油脂类，少量食用脂肪、油、糖类，每天以不超过 25 克为宜。

❋ 第二层：蛋白质和含钙食物，包括鱼禽肉蛋、坚果、豆类和牛奶制品等，其中奶制品要保证每天 100 克，豆制品要保证每天 50 克，鱼禽肉蛋每天大约在 125~200 克。

❋ 第三层：蔬菜和水果，蔬菜每天要吃 400~500 克，水果每天要吃 100~200 克。注意尽可能不要总是吃一种水果或蔬菜，而且不要拿水果代替蔬菜。

❋ 底层：五谷杂粮食物，包括米饭、面条、面包等，最好是粗粮，可以降低妊娠糖尿病。这一部分很重要，每天要保证 400~500 克。它提供了复杂的碳水化合物，是孕妈咪身体持久的能源来源。

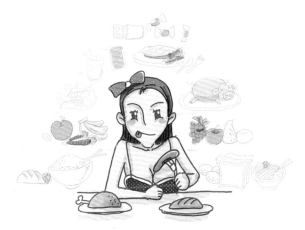

只想吃没有味道的米饭，怎么办呀？

妈妈孕 5 周

日期   MON

日期   TUE

日期   WED

日期   THU

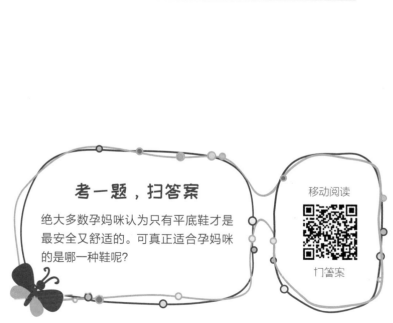

日 期 　　　　　 FRI

日 期 　　　　　 SAT

日 期 　　　　　 SUN

考一题，扫答案

绝大多数孕妈咪认为只有平底鞋才是最安全又舒适的。可真正适合孕妈咪的是哪一种鞋呢？

移动阅读

门答案

孕期饮食避免营养结构不合理

孕妈咪容易偏食高脂高热量的食物，富含蛋白质的蛋奶类制品、豆制品摄入偏少。而胎儿生长发育期间若缺少蛋白质，就容易造成生长迟滞、发育受阻。临床上，过胖的孕妈咪和过瘦的孕妈咪一样，发生胎儿偏小的概率明显高过体重增加正常的孕妈咪。

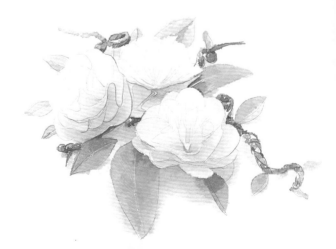

我的胎宝宝什么样？

此时的胚胎迅速成长，TA 的心脏已经开始跳动了。身体主要器官包括初级肾等都已发育，面部器官也已经开始形成。

孕 6 周我该做些啥？

❋ 宝宝唇腭裂高发期，孕妈咪要保持心情愉悦。

❋ 合理补充钙、铁等营养。

❋ 远离过量咖啡因、热性香料等饮食。

❋ 克服孕吐和饱胀感，少食多餐，不挨饿。

每周必知：

避免过量咖啡因

❋ 咖啡因是一种兴奋剂，如果摄入过量，会对孕妇产生刺激作用，并通过胎盘作用于胎儿，可导致自发性流产、初生婴儿体重过轻、胎儿心律不齐等。美国研究表明，孕妇摄入咖啡因的安全上限是每天 200 毫克，大约相当于 3 杯速溶咖啡或一杯 250~280 毫升的即磨咖啡（含 150~200 毫克咖啡因）。具体含量要以孕妈咪实际饮用的咖啡类别为准。

❋ 茶、苏打水、可乐和巧克力中都含有咖啡因，孕妈咪在饮用咖啡前要注意计算饮食中已经摄入的咖啡因含量。并且，发现喝咖啡后胎动明显增加，或产检出现胎儿发育小于孕周的情况，应停止喝咖啡。

远离酒精伤害

❋ 酒精可通过胎盘进入胎儿的血流，并造成损害，哪怕是啤酒或葡萄酒。目前尚不能确定到底多大剂量会对胎儿造成伤害，那么，最保险的方法就是：滴酒不沾。

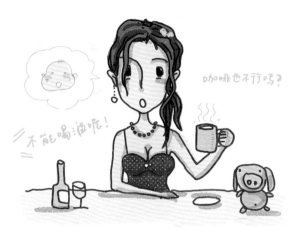

我最爱的咖啡，还能喝吗？

妈妈孕 6 周

日 期   MON

日 期   TUE

日 期   WED

日 期   THU

日期　　　　　　FRI

日期　　　　　　SAT

日期　　　　　　SUN

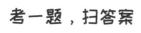

考一题，扫答案

孕妈咪洗澡水过热会对胎儿不利。那
么，孕妈咪的浴水温度该是多少？

移动阅读

扫答案

"少食多餐"原则

孕早期饮食尽量少食多餐，不挨饿，以免胃太空而导致孕吐，或太饱而导致胃不适。

● 少食：怀孕时子宫增大，位置提高，胃容量也受到限制，如按照孕前平时的食量会使得胃部过于饱胀，再加上如早孕反应强烈会让孕妈咪吃不下东西，这时每餐就要少吃一点。

● 多餐：孕妈咪自身和胎儿成长需要大量的营养，所以孕妈咪可以多吃几餐，随时补充营养。

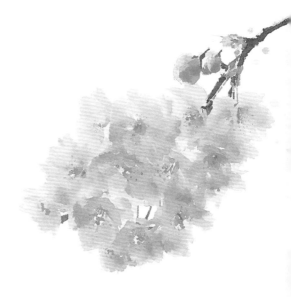

妈妈孕 7 周

我的胎宝宝什么样？

这时的胚胎大约有 10 毫米长，有与身体不成比例的大头和明显的面部器官，手和脚在慢慢成形，心脏也规律地跳动起来啦！

孕 7 周我该做些啥？

❋ 出现尿频反应，及时排尿，不憋尿。

❋ 注意牙齿日常护理，保持口腔清洁。

❋ 多休息，避免身体疲倦。

❋ 出现任何子宫外孕的体征和症状，应立即就医。

每周必知：

增加的体重去哪儿啦？

❋ 以孕育 3.3 千克的胎儿为例，体内额外液体将平均增加 2.6 千克；乳房将平均增加 0.4 千克；血量将平均增加 1.2 千克；脂肪储存将平均增加 2.5 千克；胎盘将平均增加 0.6 千克；子宫将平均增加 0.9 千克。

体重指数与体重管理

孕妈咪同样可以根据孕前体重，按以下公式先计算出自己的 BMI 指数，再确定孕期增重是否标准。

BMI 的计算公式为：$BMI = 体重 / 身高^2$（体重单位：千克；身高单位：米）

体重指数对照表：18.5 以下偏瘦型；18.5~23.9 标准型；23.9 以上偏胖型。

❋ 整个怀孕期间，偏瘦型孕妈咪体重增加的目标为 12~15 千克；

❋ 标准体重的孕妈咪体重增加的目标为 12 千克；

❋ 偏胖型孕妈咪体重增加的目标为 7~10 千克。

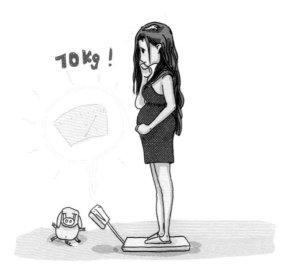

体重增加了那么多，都长在哪儿了呢？

妈妈孕 7 周

日期   MON

日期   TUE

日期   WED

日期   THU

日　期　　　　　FRI

日　期　　　　　SAT

日　期　　　　　SUN

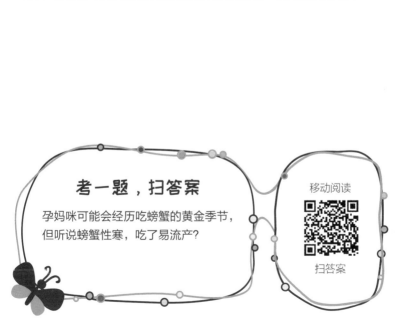

考一题，扫答案

孕妈咪可能会经历吃螃蟹的黄金季节，
但听说螃蟹性寒，吃了易流产？

移动阅读

扫答案

异位妊娠（子宫外孕 / 宫外孕）

当受精卵在子宫外着床，如在输卵管的某一段、卵巢、腹腔或者子宫颈等着床时，孕妈咪会出现这些症状：阴道出血、腹部疼痛、头昏及昏厥等。异位妊娠会严重危及孕妈咪生命。5~6 周经阴道超声波检查可以在怀孕极早期检测出异位妊娠。

我的胎宝宝什么样？

这周胚胎长约 12 毫米，像颗小葡萄。胚胎的各种复杂器官都开始成长，牙和腭开始发育，手指和脚趾间有少量的蹼状物，还开始有踢腿动作啦！

孕 8 周我该做些啥？

❀ 早孕反应如果过度强烈，应及时就诊。

❀ 适当进行游泳、散步、简单的韵律操等运动。

❀ 发现先兆流产迹象立即就医。

❀ 极易患上牙龈炎，应选择孕产专用口腔护理产品。

每周必知：

孕期运动的基本准则

❀ 若孕前已有定期适度运动的习惯，怀孕期间，在能承受的范围内，合理调整运动计划即可。

❀ 避免运动时身体过热，运动后的体温应控制在 39.2℃以下，尤其在怀孕初期前 6 周。

❀ 避免会引起失衡的运动以及冲击力大、可能伤及腹部的弹跳运动。

❀ 咨询医生以了解自己的最高运动心率，并且定期测量，以保证自己处于安全状态。

❀ 运动会使身体对碳水化合物的需求增加，应保证运动前后摄入足量的碳水化合物。

❀ 每次运动时记得带一瓶水，随时补充水分。

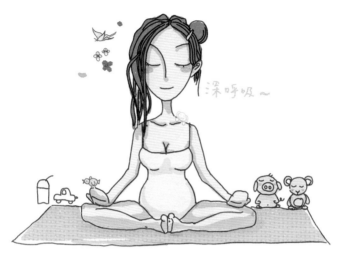

深呼吸～

喜欢运动，又怕伤及胎儿，我应该选择哪些运动才合适啊？

妈妈孕 8 周

日期　　　　　　　　MON

日期　　　　　　　　TUE

日期　　　　　　　　WED

日期　　　　　　　　THU

日 期　　　　　　　　FRI

日 期　　　　　　　　SAT

日 期　　　　　　　　SUN

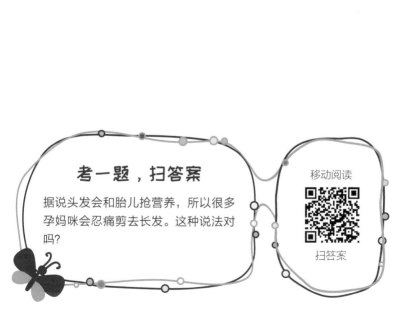

考一题，扫答案

据说头发会和胎儿抢营养，所以很多孕妈咪会忍痛剪去长发。这种说法对吗？

移动阅读

扫答案

孕期最适宜的运动方式

- 散步是最好的增强心血管功能的安全运动。
- 游泳是孕期最好的锻炼方式之一。
- 低强度的有氧操让运动有规律。
- 可做适当舒缓的伸展运动，使身体保持灵活放松，预防肌肉拉伤；避免过度牵引动作诱发子宫收缩，导致流产。

我的胎宝宝什么样？

此时胚胎长约 20 毫米，小尾巴消失，是真正意义上的"胎儿"了。现在所有的器官、肌肉、神经开始工作，而且宝宝的生殖器官已经在生长了。

孕 9 周我该做些啥？

❀ 保证充足的睡眠，每天最好能有 1 个小时的午觉。

❀ 更换孕产专用内衣，每天清洁乳房。

❀ 适当减少食盐量，避免水肿。

❀ 可补充含微量氟的水，促进胎儿牙齿骨骼发育。

每周必知：

缓解孕期疲劳有方法

现在是孕早期，孕妈咪会感到前所未有的疲劳，这种症状会在孕 12~14 周时消失；到孕第 30~34 周，孕妈咪又会重新感觉容易疲劳。

❀ **顺应身体的自然需要**：提早上床睡觉；即使午睡 15 分钟也能起到缓解疲劳的作用。

❀ **调整生活安排**：取消不必要的社交活动，对家务活也可以睁一只眼闭一只眼。

❀ **调低室内温度**：激素导致孕妈咪体温略微增高，这样会影响睡眠质量。降低室温可以使人心平气和，易于入睡。

❀ **放松心态**：如果孕早期的疲劳让你难受，记住：你很快就会到达孕中期，可以重新恢复精力了。

如果以上方法均不能改善孕期疲劳等不适情况，建议去看医生，以便及早发现可能导致孕期疲劳的疾病。

温馨提醒：净化室内空气对保证睡眠质量很重要。室内可使用空气净化器，或放置绿色植物，同时将湿度保持在 50%~70% 之间。

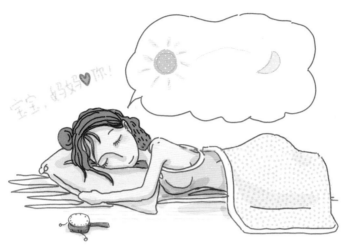

稍微动一下就很累，好想睡觉啊!

妈妈孕 9 周

日期   MON

日期   TUE

日期   WED

日期   THU

日期　　　　　　　FRI

日期　　　　　　　SAT

日期　　　　　　　SUN

考一题，扫答案

电视剧剧情：媳妇生了个女孩，婆婆指桑骂槐，丈夫也怪太太肚子不争气。宝宝的性别到底由谁定？

移动阅读

扫答案

孕早期睡姿

孕早期孕妈咪的身体变化不大，胎儿在子宫内发育仍居于母体盆腔内，孕妈咪不必过分强调睡眠姿势，可随意选择舒适的睡眠姿势，如仰卧位、侧卧位均可，但尽量不要趴睡。到了孕中期和孕晚期，孕妈咪应以左侧卧睡姿为最佳。

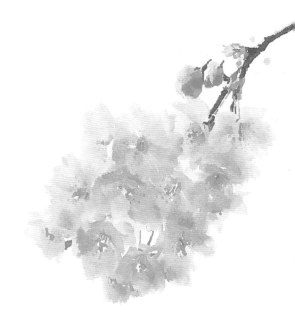

我的胎宝宝什么样？

胎儿身长已达 40 毫米，像一个扁豆荚。TA 的所有身体构造都已经初具规模，包括眼睛、生殖器以及其他器官，手和脚还能做出许多动作。

孕 10 周我该做些啥？

❀ 孕妈咪可能会出现体重减轻的情况，注意饮食合理。

❀ 日常饮食可以适当增加富含碘的食物。

❀ 使用孕妇专用护肤品，改善皮肤干燥紧绷和黑色素沉淀。

每周必知：

缓解孕吐反应

孕吐一般开始于怀孕后的 5~6 周，约第 11~12 周时会消失或趋于轻微。

❀ 少吃多餐，避免处于空腹状态，尤其是早晨。

❀ 尽量吃烤面包、全麦饼干、西红柿等易消化易咀嚼的食物。

❀ 如服用孕期维生素会加重恶心反应，可改到晚上临睡前服用或者暂停服用一段时间。

❀ 生姜有助缓解恶心，可服用生姜茶或腌制过的生姜片。

❀ 如果刷牙会加重恶心，尝试多用漱口水。

❀ 吮吸柠檬糖，其清爽的酸味可以缓解孕吐。

❀ 避免去不洁或有浓味的地方，如香水柜台、烹制辛辣或油炸食品的厨房、有异味的出租车和空气混浊的公共场所。

❀ 进行放松性锻炼以及参加一些舒缓情绪的活动，均有助于缓解恶心症状。

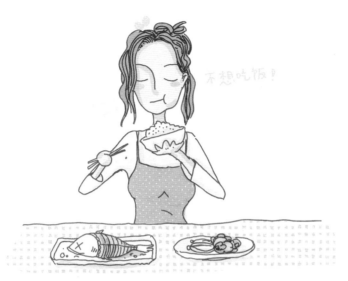

为了宝宝我也想多吃点，但为何总感到恶心呢？

日期　　　MON

日期　　　TUE

日期　　　WED

日期　　　THU

日期	FRI

日期	SAT

日期	SUN

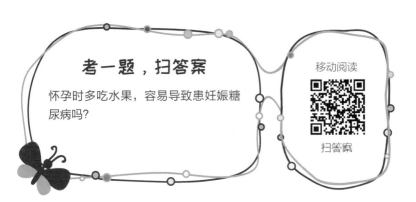

考一题，扫答案

怀孕时多吃水果，容易导致患妊娠糖尿病吗？

移动阅读

扫答案

孕吐严重立即就医

虽然孕吐可能发生在任何时候，但晨吐是最常见的，因为早上起床时处于空腹状态，所以此时孕吐最严重。如果恶心反应无法控制，孕妈咪出现体重下降，无法摄入食物或水分，或者出现头昏或昏厥现象，请立即就医。

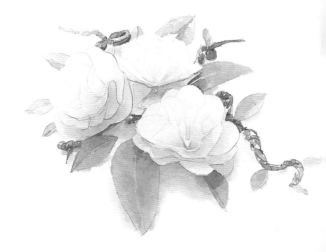

妈妈孕 11 周

我的胎宝宝什么样？

胎儿身长约有 60 毫米，体重约 19 克，能做吮吸、吞咽和踢腿动作。胎儿脊神经开始生长，心脏快速跳动，快得像奔跑的小马。

孕 11 周我该做些啥？

❋ 多食用高纤维食物，及时补水。

❋ 多喝牛奶，多吃高钙食物，缓解腿部抽筋。

❋ 如需要通过药物缓解头痛，应遵医嘱。

❋ 预防妊娠纹：加强护理，平衡饮食，适当运动。

❋ 为下周第一次产检做准备：预约就诊，准备所需资料。

每周必知：

先兆流产

妊娠早期的流产率为 20%。症状为出血以及腹部痉挛，疼痛度强于月经期痉挛性疼痛，同时还可能伴有胚胎及胎盘组织的排出，此时必须立即就医。但出血不一定就是流产。是否保胎视情况而定：

如果妊娠反应阳性，结合体温和 B 超检查认为适合保胎时，应在医生的指导下进行保胎治疗。

❋ 特别注意孕期的生活习惯和情绪变化。

❋ 注意阴道出血量、颜色和性质，随时观察排出血液中是否有组织物。

❋ 减少刺激，禁止性生活。

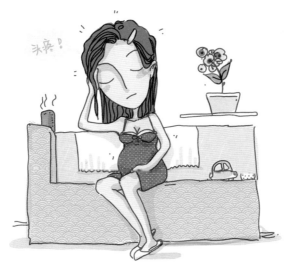

最近经常感到头痛、胃胀，怎么办呢？

妈妈孕 11 周

日期   MON

日期   TUE

日期   WED

日期   THU

日期	FRI

日期	SAT

日期	SUN

考一题，扫答案

钙补多或不补，对胎儿及孕妈咪自己
都有不良影响。孕期的钙从什么时候
开始补才合适呢？

移动阅读

扫笤案

保胎期间若出现以下情况必须就诊

● 如有组织物排出或出血量增加，应带排出物去医院就诊。

● 如下腹阵痛加剧，但出血量不多，应及时报告医生，诊断是否有其他并发症。

● 遇有阵发性下腹剧痛伴出血增多，也应及时到医院就诊。

我的胎宝宝什么样？

胎儿大约 90 毫米长，出现关节雏形，TA 全身都在忙碌地运动，如踢腿、舒展身体等，好像在跳水上芭蕾。TA 现在还能做打哈欠的动作呢!

孕 12 周我该做些啥？

❀　去地段医院进行第一次产检，建立孕产妇联系手册。

❀　如果妈妈是 O 型血，爸爸是 O 型以外的血型，建议做溶血检查。

❀　如阴道分泌物异常或阴道疼痛，要及时就诊。

❀　胃口正逐步好转，应更加注意口腔护理。

❀　选择宽松的服装，更换合适的孕妇鞋。

每周必知：

孕早期（1~12 周）B 超检查

在怀孕早期出现以下情况时应做 B 超检查：

❀　有先兆流产现象，且阴道出血时间长。

❀　出现下腹部疼痛，需排除宫外孕，或怀孕合并肿物。

❀　月经不正常的孕妈咪，需了解胚胎发育情况，估算孕周等。

❀　结合 B 超检查一起做早孕唐氏综合征筛查，这是目前比较先进的方法；另外，还可做无创 DNA 精准筛查。

孕中期（13~27 周）B 超检查

获取有关胎儿的重要信息，包括胎儿的数量、妊娠周数、胎儿发育状况、胎位、胎动、心率、羊水量等。但是，B 超只能检查出半数的先天性缺陷。

孕后期（28~40 周）B 超检查

目的是了解胎儿生长状况，判断胎儿是否宫内生长受限；判定胎盘位置是否正常；发现胎位不正及早设法矫正；检查羊水量；检查是否有脐带绕颈等情况。

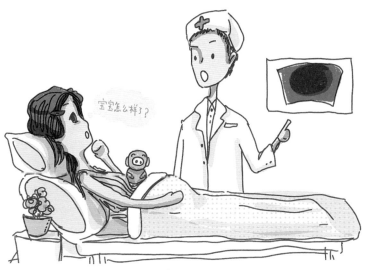

产前检查出宝宝心跳过慢，会有问题吗？

妈妈孕 12 周

日期　　　　　　MON

日期　　　　　　TUE

日期　　　　　　WED

日期　　　　　　THU

日 期　　　　　　FRI

日 期　　　　　　SAT

日 期　　　　　　SUN

考一题，扫答案

很多中成药的说明书上都写着"禁忌：尚不明确"，孕妈咪可以吃"禁忌：尚不明确"的中成药吗？

移动阅读

扫答案

Ｂ 超检查分类

B 超检查可分为经腹部和经阴道两种，以提供孕妇子宫及胎儿的超声波图像。经阴道 B 超声检查需将探头插入孕妇阴道，可获得比经腹部 B 超更清晰的胎儿图像。B 超检查无放射性，在阴道中插入探头检查也不会对胎儿造成伤害。

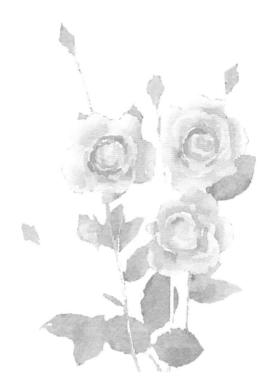

我的胎宝宝什么样？

胎儿的脸看上去更像成人了，身长约 10 厘米，像一个小桃子。肝脏、肾脏正常工作，胎儿的神经元迅速增多，条件反射能力加强。

孕 13 周我该做些啥？

❀ 孕中后期，建议采用左侧卧位睡姿。

❀ 有些孕妈咪乳房开始有黏性分泌物，应加强清洁护理。

❀ 外出无论是坐车还是开车都要系好安全带。

❀ 了解孕中期注意事项，缓解便秘等不适症状。

每周必知：

便秘

❀ **多食用高纤维的食物：** 含有麦麸的谷类、水果及蔬菜都是纤维素的优良来源，选择低脂、不含黄油及添加剂的食品。

❀ **大量喝水：** 让身体保持充足的水分，有利于肠胃及消化道蠕动。

❀ **规律运动：** 散步或少量运动也能缓解便秘。

❀ **使用粪便软化剂：** 遵医嘱在孕期内使用粪便软化剂是安全的，但避免使用泻药。

尿频

孕妈咪的子宫会扩张升高至腹腔内，压迫膀胱，增加尿意。同时由于血容量明显增加，孕妈咪肾脏尿液生成速度也会有所增加。另外，怀孕期间需要摄入大量水分，以防止孕妇发生脱水现象，因此也会造成排尿增多。

❀ 有尿意及时排尿，不憋尿。

❀ 如果在小便时出现疼痛或烧灼感等异常现象，要立即就医。

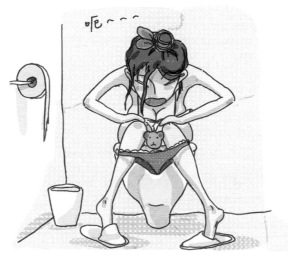

太痛苦了，我竟然便秘了，怎么办？

妈妈孕 13 周

日期   MON

日期   TUE

日期   WED

日期   THU

日 期 　　　　　FRI

日 期 　　　　　SAT

日 期 　　　　　SUN

考一题，扫答案

家人总会提醒孕妈咪多吃点宝宝才不
会缺营养。孕妈咪要吃加倍的量，才
能给胎儿足够的营养吗？

移动阅读

扫答案

胃胀气

孕激素会造成人体水分潴留、降低肠胃蠕动，导致肠胃扩张、腹部增大；雌激素则会导致子宫扩张、腹部增大。胎儿发育到一定大小时，会压迫孕妈咪的胃部，导致胃胀气。

- 少食多餐，多吃蔬菜、水果等高纤食物，并适当运动，促进肠胃蠕动。
- 养成每天排便习惯。
- 从右下腹开始，以顺时钟方向轻柔按摩腹部。

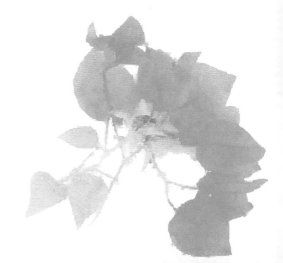

我的胎宝宝什么样？

胎儿身长有 12 厘米左右，体重约有 28 克，TA 的手指上已经出现独一无二的指纹。TA 现在开始经常做皱眉、扮鬼脸、斜眼睛等动作。

孕 14 周我该做些啥？

❀ 少看手机等电子产品，缓解眼疲劳。

❀ 保持正确的活动姿势，避免压迫子宫。

❀ 垫高腿脚，减轻肿胀现象。

❀ 缺铁的孕妈咪多摄取含铁食物，或遵医嘱口服铁剂。

每周必知：

孕期用药准则

❀ 服用任何药物都应该遵照医嘱。

❀ 能少用的药物绝不多用；可用可不用的，则不要用。

❀ 必须用药时，则尽可能选用对胎儿无损害或影响小的药物；如孕妈咪因治疗需要且必须长期使用某种可致畸的药物时，应听从医生建议。

❀ 根据治疗效果，尽量缩短用药疗程，及时减量或停药。

❀ 服用药物时，注意包装上的孕妈咪"慎用""忌用""禁用"等字样。

❀ 孕妈咪误服致畸或可能致畸的药物后，应立即咨询医生根据自己的妊娠时间、用药量及用药时间长短，结合自己的年龄及胎次等问题及时检测、综合考虑，做出进一步诊断。

❀ 国际用药标准用字母 A、B、C、D、X、N 对药物进行详细的分类，表示某类药孕期妈妈是否可用。A、B 表示可用，C 表示慎用，D 表示只有救命的时候才可用，X 表示不要用，N 表示未知。

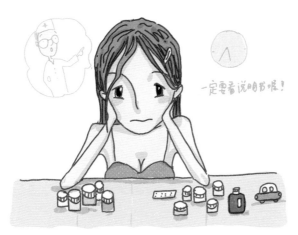

还是偶尔会感到身体不适，这样正常吗？

妈妈孕 14 周

日期	MON

日期	TUE

日期	WED

日期	THU

日 期　　　　　　FRI

日 期　　　　　　SAT

日 期　　　　　　SUN

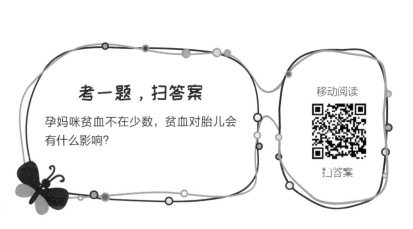

考一题，扫答案

孕妈咪贫血不在少数，贫血对胎儿会
有什么影响？

移动阅读

扫答案

用药需谨慎而不偏激

孕妈咪用药不当对胎儿有影响，所以有些孕妈咪对医生开的药一概不用，其实有些病不及时治疗会加速对孕妈咪身体的危害，继而影响胎儿。因此孕妈咪用药需慎重，但不可偏激地一味拒绝。

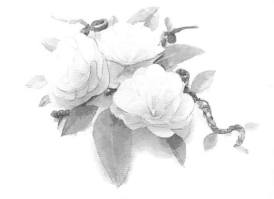

我的胎宝宝什么样？

胎儿的身长达 14 厘米左右，体重达 68 克左右。TA 全身覆盖着一层细细的绒毛，眉毛开始长出来，头发也在迅速生长，像个"小毛头"！

孕 15 周我该做些啥？

✱ 15~18 周可做胎儿脊柱裂检查，通过 B 超和验血确认。

✱ 如妊娠性鼻炎严重，用药需遵医嘱。

✱ 出现生理性宫缩，要多注意休息和保暖。

✱ 勤换内裤，不憋尿，避免尿路感染。

每周必知：

高龄孕妇注意事项

大于 35 周岁的孕妇称为"高龄孕妇"，其发生因染色体异变所致的新生儿出生缺陷的概率明显增加，因此目前在常规产前检查中，建议 35 岁以上的孕妈咪进行产前遗传性疾病诊断。

✱ **重视先天畸形的筛查**

孕 12~13 周时，做一期彩色超声波进行排查；做更精细的无创 DNA 筛查，取代 15~20 周唐氏综合征筛查，更精准，敏感度更高。

孕 16~18 周时，做羊膜腔穿刺筛查。

孕 20~22 周时，做二期彩色超声波进行排查。

✱ **预防妊娠期高血压、糖尿病**

对于高龄初产妇来说，尤其要防止高淀粉饮食，预防妊娠期高血压、糖尿病。孕前最好检测血糖，明确是否患有糖尿病。保持适度运动，如餐后散步等。

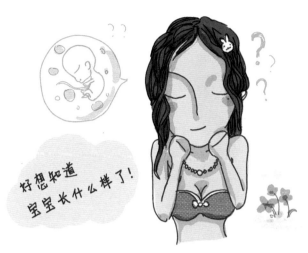

宝宝，好想知道你现在长成什么样子了呢？

妈妈孕 15 周

日期   MON

日期   TUE

日期   WED

日期   THU

日期   FRI

日期   SAT

日期   SUN

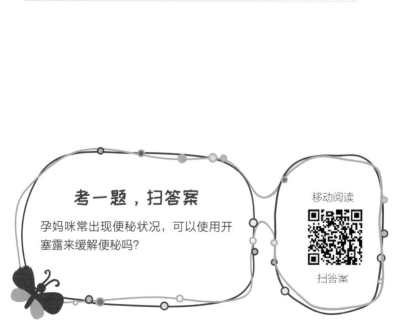

考一题，扫答案

孕妈咪常出现便秘状况，可以使用开塞露来缓解便秘吗？

移动阅读

扫答案

孕期甲状腺功能检查

可通过检测女性的促甲状腺激素（TSH）来判定其甲状腺功能是否正常。如果甲状腺激素不足（甲减），就会使胎儿脑发育不良；如果甲状腺激素过多（甲亢），会导致流产、早产、胎盘早剥等发生率增加。

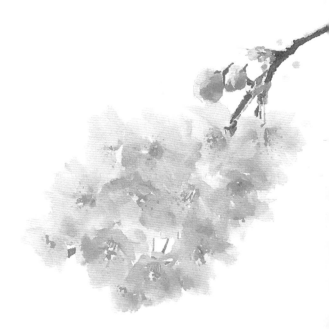

我的胎宝宝什么样？

胎儿的体重有 110 克左右，身长超过 16 厘米，TA 开始打嗝了，这是呼吸的先兆。此时，胎儿生殖器官已形成！

孕 16 周我该做些啥？

✿ 进行第二次产检，建大卡。

✿ 预防妊娠贫血症，注意补充铁质。

✿ 记录第一次胎动的时间，进行适宜的胎教。

✿ 勤换内衣裤，建议采用淋浴的洗浴方式。

✿ 腰痛：坐立行姿势应正确，不宜久坐、久站。

每周必知：

胎动的秘密

✿ 正常情况下，首次怀孕的妈妈一般在孕 18~20 周（经产妇在孕 16 周）可以感觉到胎动，而有些孕妈咪会因腹部脂肪较厚而延迟对胎动的感知。

✿ 如果至 22 周后仍然没有感觉到胎动，应联系医生，进行 B 超检查，观察胎儿是否健康。有时感觉不到胎动的原因是胎盘前置，胎盘像垫子一样阻碍了孕妈咪感觉胎儿的移动。

✿ 最初的胎动很轻微，根据孕妈咪的描述，感觉像鱼在游泳、翅膀在舞动、打嗝、小鱼吐泡泡、水烧开时的咕噜咕噜、小虫在蠕动……

✿ 随着胎儿逐渐长大，到了孕 28~32 周，子宫内可供活动的空间较大，此时期胎动最频繁、最激烈。孕 38 周后，胎儿几乎占满整个子宫，子宫内可供活动的空间较小，胎动也逐渐减少。

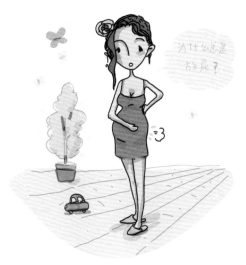

屁屁一个接一个，是肠胃出了问题吗？

妈妈孕 16 周

日期　　　　　　　MON

日期　　　　　　　TUE

日期　　　　　　　WED

日期　　　　　　　THU

日 期   FRI

日 期   SAT

日 期   SUN

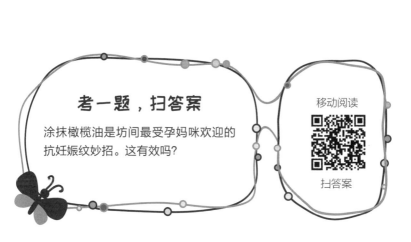

考一题，扫答案

涂抹橄榄油是坊间最受孕妈咪欢迎的
抗妊娠纹妙招。这有效吗？

移动阅读

扫答案

适宜的胎教

● 生活的一点一滴就是对胎儿的健康胎教，拉着准爸爸一起跟胎儿说话聊天，唱首舒缓的歌曲，一起听音乐，讲个故事给胎儿听，和胎儿玩"踢肚游戏"等都是很好的胎教方式（扫"移动阅读"二维码，听妈咪 Jane 推荐的安胎音乐）。

● 孕妈咪在孕期保持心绪的宁静，给胎儿营造和谐的家庭氛围，使胎儿在快乐轻松的环境中获得良好的心灵感受，就是最好的胎教方式。

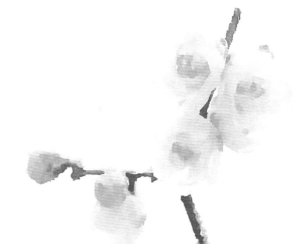

我的胎宝宝什么样？

胎儿看上去像一只梨子，约 18 厘米长，170 克重。胎儿的循环系统和泌尿系统完全进入正常的工作状态啦！

孕 17 周我该做些啥？

❋ 使用托腹带减轻腹部负担，避免腹部下坠，同时预防妊娠纹。

❋ 多晒太阳，注意钙吸收。

❋ 出现胃烧灼感难以忍受等异常疼痛，速与医生联系。

❋ 必要时遵医嘱做羊膜穿刺术。

每周必知：

羊膜穿刺术

一般情况下 B 超检测不到染色体基因异常的疾病，而羊膜穿刺术可以检测到此类先天性疾病，例如唐氏综合征、血友病等。羊膜穿刺术检查对于高龄产妇则尤其必要，因为唐氏综合征的发病率在高龄产妇群中要远远高于一般产妇。

哪些情况有必要做羊膜穿刺检测？

❋ 35 岁或 35 岁以上的高龄产妇。

❋ 母血甲胎蛋白（MSAFP）水平过高者（胎儿可能会有神经管缺陷等畸形）。

❋ 唐氏综合征筛查结果显示异常者。

❋ B 超检测结果异常者，比如，显示胎儿发育不良或者疑似先天性畸形。

❋ 曾怀有或产出染色体异常胎儿的孕妇。

❋ 胎儿被诊断可能患有遗传性疾病者。

❋ 本人或伴侣迫切想确认胎儿染色体正常的。

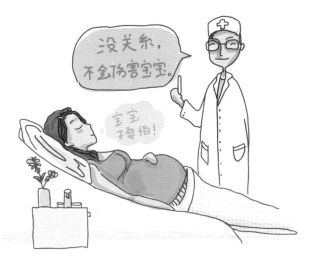

医生建议我做羊膜穿刺术，会伤害到胎儿吗？

妈妈孕 17 周

日期   MON

日期   TUE

日期   WED

日期   THU

日 期　　　　　　　　FRI

日 期　　　　　　　　SAT

日 期　　　　　　　　SUN

考一题，扫答案

三维 B 超和二维 / 普通 B 超哪个更好，
级别越高的彩色超声波就越准确吗？

移动阅读

扫答案

羊膜穿刺术

通常在怀孕第 16~18 周施行，也可能提前到 14 周或者推迟到 20 周。但是在 11~14 周实施会增加并发症的发生率。术后注意以下事项：

● 痉挛：好好休息，一天以内就会消失。

● 羊水渗漏：1%~2% 的孕妈咪会出现术后羊水渗漏，通常会有 1~2 茶匙量的羊水从阴道流出，术后针孔会在 48 小时之内自动愈合，渗漏停止。但如果出现大量渗漏或者持续渗漏，请立刻联系医生。

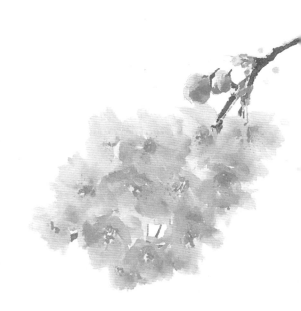

我的胎宝宝什么样？

胎儿身长近 20 厘米，体重约 200 克，骨骼几乎全部为软骨。而且，借助听诊器，你可以听到胎儿的心音了！

孕 18 周我该做些啥？

✿ 注意皮肤保湿，预防腹部皮肤发痒。

✿ 使用专用胎心仪，自行监听胎心音。

✿ 学会测量腹围，加强孕期安全。

✿ 避免摄入含铅食物，远离环境污染。

✿ 进行盆底肌肉收缩练习。

每周必知：

最近你可能有以下感受

✿ **健忘及行动迟缓**：丢钥匙、撞到家具、打坏东西等行为都是怀孕时常见的。

✿ **打嗝和排气**：孕妈咪经常出现打嗝和排气现象，饮食上避免短时间内大量食用肉类等高蛋白食品，就可以减弱这种反应。

✿ **头发与指甲的生长**：指甲快速生长且变得坚硬，头发也长得较平时快，脸部、腹部长出细毛。

✿ **胃烧灼感**：孕妈咪的胃经常会有烧灼感。这是因为体内产生的大量孕激素，导致消化减慢，也让防止胃酸反流的食道胃平滑肌松弛。孕期子宫不断增大，将胃酸压迫反流至食道。如果孕妇胃烧灼感难以忍受，请与医生联系。

✿ **下腹部 / 腹股沟疼痛**：怀孕第 18~24 周，孕妈咪会感觉腹股沟附近疼痛。站起或行走速度较快时疼痛加重，平躺后减轻。这被称为圆韧带疼痛，是由于子宫增大时圆韧带被牵拉所致，属于怀孕时的正常现象。

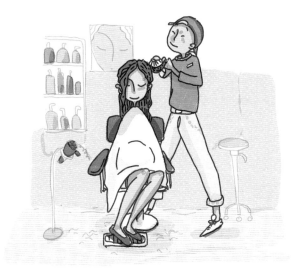

我最爱的秀发，必须要剪掉吗？

妈妈孕 18 周

日 期   MON

日 期   TUE

日 期   WED

日 期   THU

日 期　　　　　　　FRI

日 期　　　　　　　SAT

日 期　　　　　　　SUN

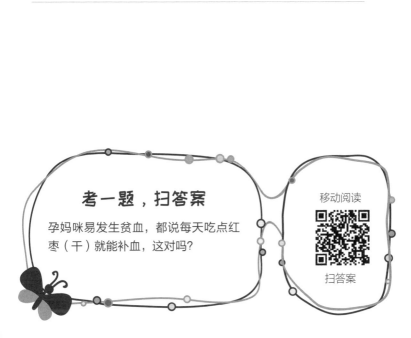

考一题，扫答案

孕妈咪易发生贫血，都说每天吃点红枣（干）就能补血，这对吗？

移动阅读

扫答案

孕期护肤：清洁、保湿、防晒

在护肤问题上，建议以基础护肤为主，做好清洁、保湿和防晒。尽量选择成分温和（不含化学成分、酒精等）、功能单一（不选复合功效）的护肤产品。外出时戴遮阳帽或撑遮阳伞防晒。孕妈咪应尽量不化浓妆，如必须上妆，可着淡妆，且选用对孕妇安全的彩妆类产品。

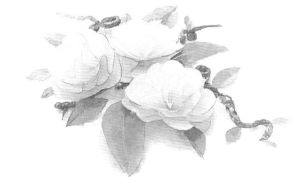

我的胎宝宝什么样？

胎儿大约有 22 厘米长，TA 的胸脯不时地鼓起来、陷下去，这是 TA 在呼吸了！不过在 TA 口腔里流动的是羊水而不是空气。

孕 19 周我该做些啥？

❋ 不要自行滥用滴鼻液和抗过敏药物。

❋ 若遇严重鼻出血，警惕妊娠高血压综合征。

❋ 注意口腔卫生，每日早晚刷牙、饭后漱口。

❋ 背部疼痛：坐立行姿势应正确，不宜久坐、久站。

每周必知：

最近你的身体有以下变化

❋ **鼻充血**：孕妈咪血容量增多会造成鼻内侧黏膜充血肿胀，导致鼻水回流，从而引发慢性咳嗽、大声打呼噜。使用盐水滴鼻液可以缓解症状。

❋ **鼻出血与牙龈出血**：通常这种类型的出血会自行停止，也可通过轻轻按压出血处进行止血。如果出血严重或者频繁，请与医生联系。

❋ **黑质线**：孕妈咪下腹部会出现一条黑线，从会阴部一直向上延伸至肚脐处。

❋ **妊娠面斑**：孕妈咪脸部皮肤通常会变黑，沿脸颊、鼻子及眼部周围出现面罩一样的斑点分布，这是因为荷尔蒙对皮肤色素细胞的影响。

❋ **红斑**：红斑会突然出现于孕妈咪身体的任何部位，按压时通常会变白。这些斑点是由于孕妈咪体内高浓度的雌激素造成血管沉积所致。

❋ **掌红斑**：孕妈咪手掌会出现一些红色色素沉积物，也是由于雌激素增高所导致的一种现象。

❋ **皮赘**：一种良性的皮肤增生，于妊娠结束后会自行消失，无须要求皮肤科医生将其去除。

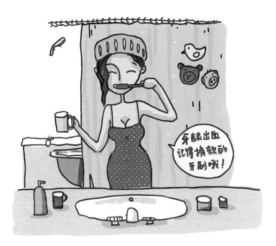

牙龈出血，有没有更加细软的孕妇专用牙刷？

妈妈孕 19 周

日期   MON

日期   TUE

日期   WED

日期   THU

日期　　　　　　　　　　FRI

日期　　　　　　　　　　SAT

日期　　　　　　　　　　SUN

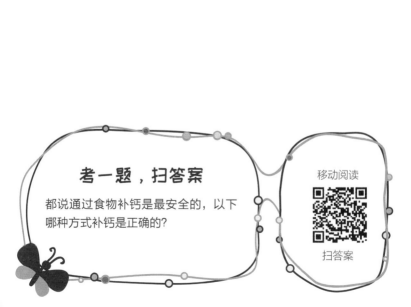

考一题，扫答案

都说通过食物补钙是最安全的，以下
哪种方式补钙是正确的?

移动阅读

扫答案

孕中后期最佳睡姿

孕中期后，孕妈咪的肚子渐隆起。仰卧时，增大的子宫会压迫下腔静脉，影响血液循环，尤其会减缓下肢血液循环；右侧卧，压迫肝脏，影响胎儿的血液供应，容易造成胎儿慢性缺氧。而左侧卧位可纠正子宫右旋，使胎位变换正常，还可减少孕妈咪肢体浮肿，所以孕中后期最佳睡姿是 15°~30° 左侧卧。如果长时间左侧卧感觉不适，可以适当与右侧卧位睡姿交换。

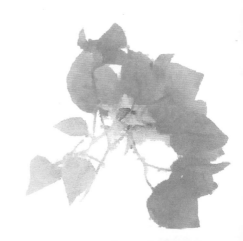

我的胎宝宝什么样？

胎宝宝的身长约 25 厘米，体重大约 320 克。TA 的感觉器官开始按区域迅速发展，神经元分成各个不同的感官。

孕 20 周我该做些啥？

❀ 进行第三次产检，包括 B 超大畸形筛查。

❀ 脚下防滑，避免跌倒。

❀ 关注宫高的变化。

❀ 均衡饮食，注意体重控制。

每周必知：

妊娠期高血压综合征（妊高征）

❀ 妊高征多发于孕 20 周以后，孕妈咪会出现肿胀现象。妊高征的发生与遗传、营养状态、营养摄取量等因素均有关系，高龄、肥胖、孕期体重增长过快、有高血压史、有糖尿病史的孕妈咪是高发人群，初次产检时，若孕妈咪血压 ≥ 120/80 mmHg，就应提高警惕。

❀ 孕妈咪要注意休息和营养，饮食宜清淡。每天食盐摄入量控制在 5 克以内，同时避免食用"隐形"高盐食品，如酱菜、咸鱼、咸肉等腌制品。孕妈咪如果已经习惯了较咸的口味，可选钠钾盐（肾功能有问题的孕妇除外）代替钠盐，还可以用葱、姜、蒜等天然调味食材调剂口感，降低对盐的依赖。

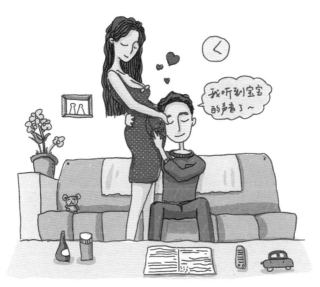

我是爸爸，听到我浑厚的声音了吗？

妈妈孕 20 周

日期　　　　　　MON

日期　　　　　　TUE

日期　　　　　　WED

日期　　　　　　THU

日期   FRI

日期   SAT

日期   SUN

考一题，扫答案

很多孕妈咪觉得排畸检查前吃点巧克力，会有助全方位检查。这样的说法对吗？

移动阅读

扫答案

补钙可防妊高征

补钙是妊娠期预防高血压的最好办法，研究表明从孕 20 周起每日补充 2 克钙能有效降低妊娠期高血压的发生。注意：如果孕妇能多吃含钙质丰富的食物，钙剂少量补充即可。

我的胎宝宝什么样？

小家伙现在看上去滑溜溜的，身上覆盖了一层白色的、滑腻的物质，叫做胎脂，它可以保护胎儿皮肤免受损害。

孕 21 周我该做些啥？

❋ 如果出现阴道流血和下腹部压痛等症状，要及时就医。

❋ 左侧卧位睡眠，缓解坐骨神经疼痛。

❋ 了解真假宫缩相关知识，注意休息和保暖。

❋ 穿弹性袜，缓解静脉曲张。

❋ 少去人流密集的公共场所，避免交叉感染。

每周必知：

孕中期注意事项

❋ **流血**：部分孕妈咪会在孕中期发生流血症状。这可能是由于低置胎盘（前置胎盘）、早产、宫颈机能不全，或胎盘早期剥离引起的。如果孕妈咪出现流血症状，需立即就医。如果医生诊断属于先兆流产，需要卧床休息，禁止性生活，使用医生开出的药物。

❋ **胎儿畸形**：新生儿的畸形率是 3%~4%，虽然其中大多数畸形都很轻微，但有些畸形会对新生儿造成巨大的影响。

❋ **宫颈机能不全**：妊娠 16~24 周，某些孕妈咪可能会发生宫颈机能不全，宫颈口开大。这种情况可能导致流产，需及时诊断，并通过宫颈环扎术将宫颈收紧。

注意：宫颈机能不全症状不一定很明显，一般早期的症状就是下坠感。因为很难通过症状来确认，所以最好去正规的医院用影像的方法检查宫颈的长度，以确认是否宫颈机能不全，并能及时治疗，避免小产。

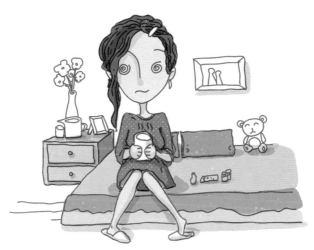

感冒发烧好难受，我可以吃药吗？

妈妈孕 21 周

日期　　　　　　　　MON

日期　　　　　　　　TUE

日期　　　　　　　　WED

日期　　　　　　　　THU

日 期   FRI

日 期   SAT

日 期   SUN

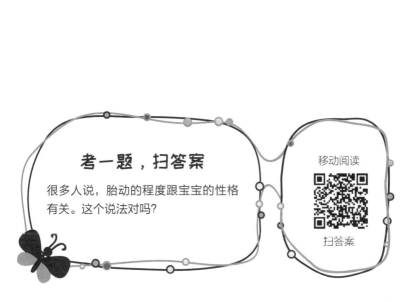

考一题，扫答案

很多人说，胎动的程度跟宝宝的性格有关。这个说法对吗？

移动阅读

扫答案

出现以下任一症状，须立即就医

- 流血。
- 下腹部压痛。
- 规律宫缩或者严重痉挛。
- 缺乏正常胎动。
- 高烧。
- 严重腹痛。

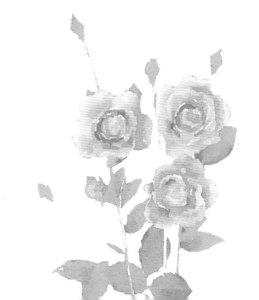

我的胎宝宝什么样？

胎儿的体重约有 450 克，身长有 27 厘米左右了，10 个小指头长出了娇嫩的指甲。TA 现在具有一定的听力了。

孕 22 周我该做些啥？

❀ 保证钙充足，缓解肌肉痉挛。

❀ 若状态良好，可适当外出旅行。

❀ 饭后漱口，缓解口臭。

❀ 用正确手法轻柔按摩乳房，为哺乳做准备。

每周必知：

尿频不可憋尿限水

❀ 尽管频繁上厕所很麻烦，孕妈咪也应及时排尿，并尽量一次排净，因为憋尿可能诱发尿路感染、膀胱收缩功能下降等。排尿时身体前倾有助排空膀胱。

❀ 孕妈咪白天应正常饮水，如因尿频而减少摄入水，肾脏代谢产物排出会受到影响，容易导致尿浓缩，甚至形成尿结石。

❀ 临睡前少喝水，可减少夜间起夜次数。

孕中期胎位不正

正常的胎位通常是胎儿的头朝下，称为头位，其余均为"胎位不正"。

❀ 孕 6 个月前，胎儿较小羊水较多，子宫空间大，胎儿会变化各种体位，这阶段几乎近一半的宝宝属于"胎位不正"。

❀ 孕 8 个月时，约 10% 的宝宝胎位不正，因为随着孕周增加，胎儿会自动转成正常的头位。

❀ 足月时，还有 5% 的宝宝能"转位"成功。

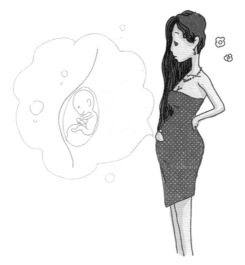

医生，胎位不正可以顺产吗？

妈妈孕 22 周

日 期　　　　　MON

日 期　　　　　TUE

日 期　　　　　WED

日 期　　　　　THU

日期   FRI

日期   SAT

日期   SUN

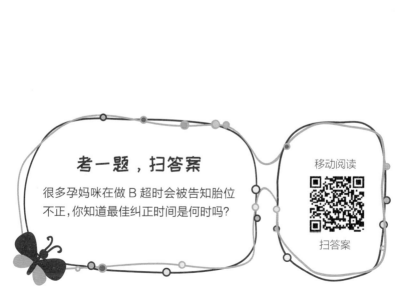

考一题，扫答案

很多孕妈咪在做 B 超时会被告知胎位不正，你知道最佳纠正时间是何时吗？

移动阅读

扫答案

孕期会有的一点怪现象

腋窝附近长了两个小疙瘩，然后慢慢变成了两个类似乳头的东西，这就是我们说的"副乳"。副乳一般不会影响胎儿的健康，也不会影响产后哺乳。随着孕期的增加，副乳还会增大并产生分泌物，这些都是正常的；分娩后，副乳腺体会变软、缩小，变得不那么明显，但不会自行消失。如果孕妈咪没有疼痛或肿胀感，也不太在意外观的话则无需处理。

我的胎宝宝什么样？

宝宝身长大约 28 厘米，重 520 克左右。TA 现在像个皱巴巴的小老头，嘴唇、眉毛和睫毛都清晰可见，而且恒牙的牙胚也开始发育了！

孕 23 周我该做些啥？

❋ 用木梳梳头，促进脑部血液循环。

❋ 选择合适的孕妇专用文胸、内裤和防静脉曲张弹力袜。

❋ 取左侧卧位，数胎动。

❋ 进行散步等适当运动。

❋ 低盐饮食，预防或缓解水肿。

每周必知：

孕晚期胎动提前了解

❋ 胎动：孕晚期，胎动变得剧烈，像是胎儿在子宫里面翻跟斗。有时，胎儿每隔几秒会短促而有节奏地运动，这是胎儿在打嗝。

❋ 胎动次数：

• 12 小时内约 30~40 次。而有些孕妇胎动频繁，12 小时胎动次数可能会接近 100 次，只要每天的胎动次数保持一致，就属正常。

• 如 12 小时胎动次数少于 10 次，或胎动次数突然剧烈增加，则应及时就医，以便确认宝宝是否一切正常。

• 一般情况下，晚饭之后 1 小时休息时间内，孕妈咪会感到 6 次胎动（包括任何微小的胎动）。

❋ 胎儿睡眠周期：胎儿睡眠调整为新生儿模式，睡眠与觉醒周期都增长了；胎动的时间间隔也长了（扫 "**移动阅读**" 二维码，听妈咪 Jane 推荐的安胎音乐）。

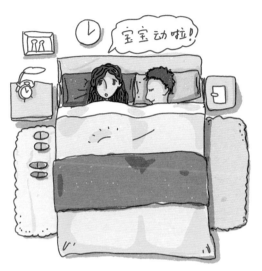

这半夜三更的，肚子里的宝宝怎么还在动啊？

妈妈孕 23 周

日期   MON

日期   TUE

日期   WED

日期   THU

日期   FRI

日期   SAT

日期   SUN

考一题，扫答案

有人说孕妈咪不能吃酱油，因为酱油黑黑的，吃了宝宝的皮肤会变黑。这有道理吗？

移动阅读

扫答案

孕妈职场 8 项 "自我关照"

- 缓解水肿，在办公桌下放一个箱子或板凳把脚垫高。
- 缓解口干舌燥，在办公桌上放个大水杯，并且经常把它续满。
- 避免空腹，在抽屉里放一些健康零食。
- 自我保护，尽量少用电脑，以免患上腕管综合征（手指麻木、疼痛），注意多活动手指关节。
- 避免久站久坐，多起身活动。
- 提前学习，多与已经当上妈妈的同事交流妈妈经。
- 放下身段，有困难多向周围同事求助。
- 放松心态，当感觉到工作压力较大时，不妨深呼吸，伸展四肢，适当走动。

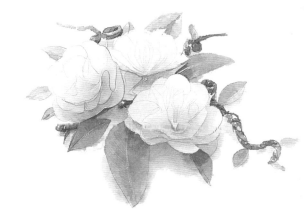

我的胎宝宝什么样？

胎儿约有 630 克重，听力已经形成，可以听到孕妈妈体内的心跳、胃肠蠕动和体外的一些大的声音，TA 的味蕾也开始发育啦！

孕 24 周我该做些啥？

❋ 进行妊娠糖尿病筛查。

❋ 减少糖分摄入，缓解胃灼烧感。

❋ 若出现早产的征兆，尽快就诊。

❋ 逐渐习惯胎儿越来越频繁的胎动。

❋ 严重头晕和过度疲劳可能是贫血的征兆，应及时就诊。

每周必知：

孕中晚期注意事项

❋ **意外和跌倒**：胎儿在子宫中有羊水囊的保护，但若孕妈咪跌倒后腹部严重疼痛，出现宫缩、流血、羊水渗漏和胎动减少，须立即就医。

❋ **假性宫缩**：早期宫缩通常不痛，但子宫持续地瞬间绷紧会让孕妈咪很不舒服。早期宫缩可能导致假临产。

❋ **腕管综合征**：当腕关节肿胀压迫到神经，就会引起手指及手腕刺痛、麻痹。可向医生咨询或用腕部夹板来缓解症状。

❋ **疲劳**：孕妈咪因承载了更多的重量，开始感到非常疲劳，须注意多休息。

❋ **气短**：气短很普遍。雌激素和孕激素会影响呼吸系统产生喘不上气的感觉，且增大的子宫向上压迫，也会导致肺部伸展空间不足。但如果是突发的气短或伴随胸痛，则须联系医生。

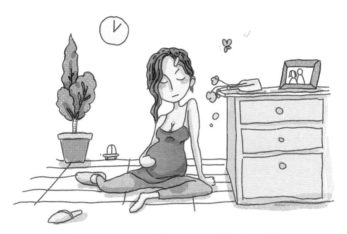

被桌角碰倒了，肚子好疼呀，要紧吗？

妈妈孕 24 周

日期　　　　　　　MON

日期　　　　　　　TUE

日期　　　　　　　WED

日期　　　　　　　THU

日期	FRI

日期	SAT

日期	SUN

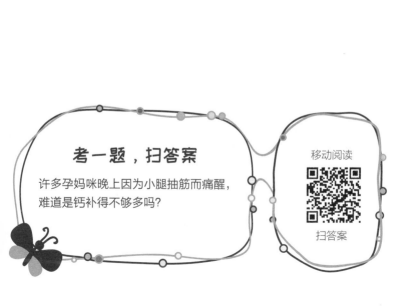

考一题，扫答案

许多孕妈咪晚上因为小腿抽筋而痛醒，
难道是钙补得不够多吗？

移动阅读

扫答案

妊娠期糖尿病筛查（糖筛），聪明的孕妈咪都该做

怀孕后首次发现或首次发病的糖尿病，称为妊娠期糖尿病。大约有10%的孕妇患有妊娠期糖尿病，但很多人并没有出现相应的症状，甚至空腹血糖也正常。妊娠糖尿病对孕妇和胎儿都不利，孕妈咪最好在孕24~28周去做糖筛检查，以便尽早检测是否患有妊娠糖尿病，如检测结果显示血糖异常，须配合医生积极治疗。

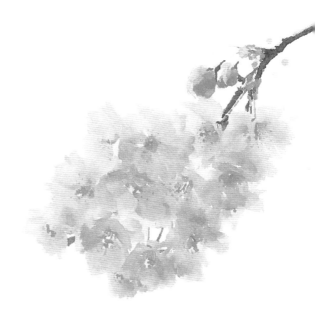

我的胎宝宝什么样？

胎宝宝的体重已经有约 750 克了，而且 TA 第一次睁开眼睛，会对光亮作出反应。另外，胎儿现在还要练习呼吸。

孕 25 周我该做些啥？

❀ 注意用眼卫生，多闭目休息，缓解眼部疲劳。

❀ 如打鼾严重，应及时求助医生。

❀ 合理饮食或遵医嘱用药治疗，防治妊娠高血压及糖尿病。

❀ 调整心态，正确对待妊娠胎梦。

每周必知：

失眠

妊娠中晚期，睡觉对于孕妈咪而言是件很困难的事情，以下几招可缓解失眠：

❀ 睡前喝一杯加蜂蜜的热牛奶。热牛奶释放色氨酸，是一种天然的具有催眠效果的氨基酸；蜂蜜促进胰岛素分泌，也是有助于睡眠的。

❀ 适量的运动可以缓解一些失眠症状，但切记至少要在睡觉前 3 小时结束运动。

❀ 晚上 6 点后避免摄入过多水分。

❀ 买几个靠垫或孕妇专用的睡枕、抱枕，垫在身体的各个部位以帮助寻找舒适的睡姿。

❀ 睡前温水淋浴，放松身心。

❀ 避免在晚间与先生讨论有争议的话题。

温馨提醒：室内空气新鲜有助入眠，同时对提高睡眠质量也有帮助。室内可使用空气净化器，或放置绿色植物，同时将湿度保持在 50%~70% 之间。

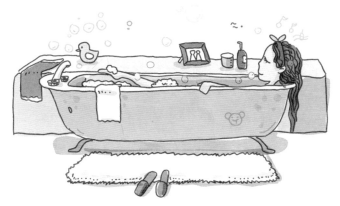

洗澡好舒服，宝宝感受到妈妈的快乐了吗？

妈妈孕 25 周

日期   MON

日期   TUE

日期   WED

日期   THU

日 期   FRI

日 期   SAT

日 期   SUN

考一题，扫答案

孕妈咪要不要接种流感疫苗？不接种，怕被传染感冒；接种了，又怕对胎儿有所影响。

移动阅读

扫答案

"胎梦"是好是坏？

日有所思，夜有所梦，加之怀孕后身体不适、体力欠佳，各种各样的精神压力或心理障碍，都会使得孕妈咪失眠、多梦甚至做噩梦。

建议：孕妈咪要避免劳累，应放松身心，正确对待不必要的顾虑。不要把胎梦看得过于神秘，过于迷信胎梦的内容，反而会对孕妈咪的心理造成不好的影响。

我的胎宝宝什么样？

胎儿约 950 克，坐高约 22 厘米。TA 已经开始有了呼吸动作，对触摸有了反应，视神经的功能也已经具备了。

孕 26 周我该做些啥？

❋ 散步，适当抬高下肢并进行腿部按摩，缓解水肿。

❋ 重视胆汁淤积引起的妊娠瘙痒症。

❋ 使用托腹带。

❋ 保持愉悦的心情，多与家人朋友沟通。

❋ 牙龈有可能出血肿胀，但仍要坚持清洁护理。

每周必知：

孕期痔疮

❋ 由于子宫压迫主要血管，导致血液瘀积，引起直肠周围的静脉扩张肿大后形成痔疮，这是孕妈咪比较常见的孕期难题。

❋ 如果出现便血、痔核脱出脱垂等明显症状，建议在专业外科医生的指导下进行药物治疗，千万不可自行处理，以免因药不对症而延误甚至加重病情，以致于影响到胎儿的发育。一般不建议在孕期接受手术治疗。

几招缓解痔疮：

❋ 以调理饮食来预防便秘，多增加一些纤维食物，多喝水，适当多吃水果和蔬菜。

❋ 养成良好的排便习惯，以保持大便通畅。

❋ 适量运动，比如散步、孕妇瑜伽、每天 20 次提肛运动等。

❋ 每晚用 30℃左右温水清洗肛门，洗完后用温湿小方巾垫在肛门处用手指顺时针按摩。

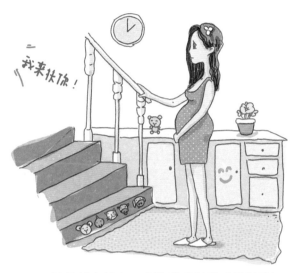

肚子越来越大，走路都难以保持平衡了！

妈妈孕 26 周

日期   MON

日期   TUE

日期   WED

日期   THU

日期	FRI

日期	SAT

日期	SUN

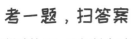

考一题，扫答案

很多孕妈咪怕 Wi-Fi 辐射会对身体有影响，导致胎儿畸形，这真的会吗？

移动阅读

扫答案

6 招缓解腰背痛

- 进行适宜的伸展大腿运动，增强腰背部的柔韧度。
- 适当休息，避免长时间站立或卧床。
- 试着把可调节座椅的靠背向后倾斜 20°，或垫上腰垫，也可以试试坐在软垫或垫圈上。
- 注意腰背部保暖，避免受凉。
- 将软床垫换成硬床垫。
- 如侧腰部痛得厉害须及时就医，确认是否泌尿系统感染等。

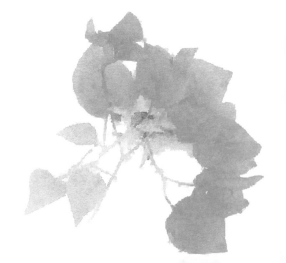

我的胎宝宝什么样？

胎儿已有约 1000 克重，身长也有约 34 厘米啦！很多胎儿此时已经长出了头发。

孕 27 周我该做些啥？

✤ 坚持清洁乳头，为母乳喂养做好准备。

✤ 如感到胸口憋闷、呼吸困难，不必惊慌，注意散步，避免劳累。

✤ 多了解一些孕晚期注意事项。

每周必知：

坐骨神经痛

✤ 坐骨神经是一条从背部分支，穿过骨盆、臀部，又往腿部延伸的主要神经。坐骨神经受压迫会导致疼痛。轻微的坐骨神经痛可以通过卧床、泡温水澡和使用加热垫等得到缓解。如果疼痛特别严重，须咨询医生。

孕期皮疹和瘙痒

✤ 妊娠瘙痒性荨麻疹样丘疹（PUPP）是种良性皮肤病。多发生于孕晚期，引发严重瘙痒。往往最先在腹部妊娠纹上出现，之后会扩散到大腿、手臂、胸和背部。此症状不会影响胎儿，在分娩后就会痊愈。

✤ 防治皮疹最好的办法是经常清洁身体，注意个人卫生。得了皮疹切不可用手抓挠，一般可以外用炉甘石洗剂缓解瘙痒，若想口服药物止痒一定要在医生的指导下才可进行。

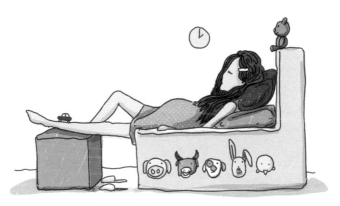

好难受，腰背以下怎么感觉那么痛？

妈妈孕 27 周

日期   MON

日期   TUE

日期   WED

日期   THU

日期   FRI

日期   SAT

日期   SUN

考一题，扫答案

听说孕期不能吃芒果、橘子等黄色水果，否则宝宝出生后容易得黄疸，这是真的吗？

移动阅读

扫答案

胎宝宝会"打嗝"!

胎儿"打嗝"其实并非真正意义上的打嗝,而是提升肺部呼吸能力的一种方式。因为胎宝宝的肺还没有发育好,所以要吞咽羊水,同时"练习"呼吸动作。表现为孕妈咪的腹壁出现阵发性、规律性跳动,2~3秒一次,持续时间为2~5分钟,有时会持续10~20分钟,跟胎动不一样,很奇妙哦!

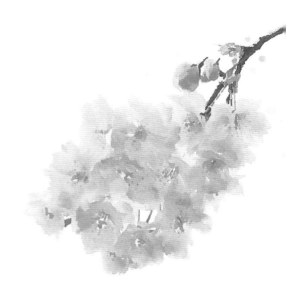

我的胎宝宝什么样？

胎儿体重已有约 1150 克，几乎已经快占满整个子宫空间。一些专家认为胎儿从这周开始会做梦了。

孕 28 周我该做些啥？

❋ 怀孕 28 周以后，每两周应有一次产前检查。

❋ 进入围产期（妊娠 28 周起至产后 1 周），发现异常应及时就诊。

❋ 妊娠中毒症多发时期，孕妈咪要注意防治。

❋ 与家人商讨是否要保存脐带血。

每周必知：

水肿（浮肿）

手和脚的浮肿被称为水肿，水肿在孕晚期非常普遍，通常站立一段时间后就会水肿，情况严重时可能全天都有水肿。天气温暖的话，水肿更易发生。以下几招可缓解水肿：

❋ 减少盐分摄入

• 尽量不要喝含盐的饮料；少喝汤，因为汤的体量很大，加的盐多才能感觉到咸味，而日常做菜调味则不需要那么多盐。

• 另一个减少身体盐分的方法是喝淡水（没有盐分的水），包括淡茶和一些利尿的饮品，比如带须的玉米棒煮出来的水，西瓜皮煮出来的水，这些饮品可将体内的盐分带走，有效避免水钠潴留。水钠潴留会造成水肿，孕妈咪可能遇到的坐骨神经痛、腕管综合征也和此有关。

❋ 日常保健

• 不论何时，只要可能的话，抬高腿和脚。

• 待在凉爽的环境中，夏天避免在高温环境中停留太久。

• 穿具有塑形作用的裤袜或者长袜，但注意膝盖部分不能太紧。

• 睡觉时，尽量侧躺，不要仰卧。

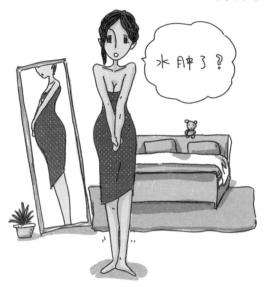

手肿得像面包，腿也成了大象腿，谁来救救我呀？

妈妈孕 28 周

日期 　　　　　　　MON

日期 　　　　　　　TUE

日期 　　　　　　　WED

日期 　　　　　　　THU

日 期   FRI

日 期   SAT

日 期   SUN

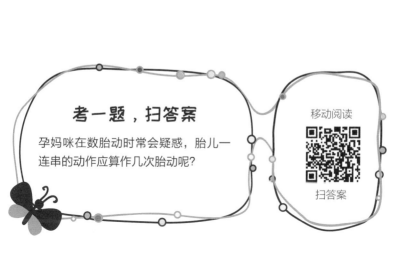

考一题，扫答案

孕妈咪在数胎动时常会疑惑，胎儿一
连串的动作应算作几次胎动呢？

移动阅读

扫答案

小心隐性水肿

隐性水肿表现为，在孕中期至孕晚期，孕妈咪没有外在的水肿表象，但体重忽然增加（体重增加＞0.5千克／周），排除巨大儿、多胎及羊水过多等因素后，就应考虑隐性水肿。若没有及时关注隐性水肿，导致体内积液过多，就可能会出现肉眼可见的凹陷性水肿。

我的胎宝宝什么样?

胎儿体重约 1300 克,身长约 36 厘米。TA 的身体发育已经相当完善,虽然胎动会逐渐减弱,但 TA 会抓住一切机会动来动去哦!

孕 29 周我该做些啥?

❋ 注意休息,不要走太远的路或长时间站立。

❋ 注意侧卧,避免仰卧位综合征。

❋ 加强骨盆关节和腰部肌肉的柔软性运动。

❋ 准备待产包,迎接宝宝到来。

❋ 调整饮食,保证均衡营养。

每周必知:

孕晚期症状

❋ **下坠感和轻快感:**临产前一个月,孕妈咪的腹部会下坠,感到阴部压力增加,子宫不再向上挤压横膈膜或胃部,所以呼吸会更舒畅,胃灼烧感有所减轻,孕妈咪会有如释重负的轻快感。

❋ **尿失禁:**子宫增大挤压膀胱导致尿失禁。孕妈咪咳嗽、大笑、打喷嚏时经常会漏出少许尿液。有时胎儿快速踢到膀胱也会导致尿液漏出。孕中晚期,骨盆底肌的松弛会使尿漏情况更严重。

•不要做会增加腹部压力的动作,如抱小孩、提重物、坐矮板凳、弯腰捡东西(应该整个身体蹲下去)等。

•有慢性咳嗽或过敏打喷嚏的孕妈咪要及时治疗。

•可以使用托腹带,减轻腹部负担。

•锻炼骨盆底肌肉。

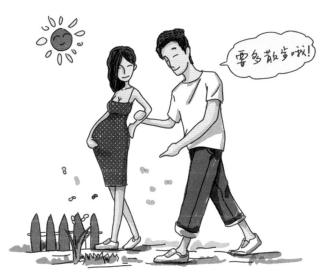

运动真的有助于减轻分娩痛苦吗？

妈妈孕 29 周

日期   MON

日期   TUE

日期   WED

日期   THU

日期   FRI

日期   SAT

日期   SUN

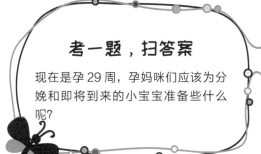

考一题，扫答案

现在是孕 29 周，孕妈咪们应该为分娩和即将到来的小宝宝准备些什么呢？

移动阅读

扫答案

重要的事说三遍

骨盆底肌肉锻炼，即凯格尔运动（Kegel Exercises）：收缩骨盆底肌肉，缩紧会阴部并向上提拉肌肉，如同努力憋尿。每次都保持几秒钟后再放松，以 5~10 次为 1 小节，每天做 3~4 小节。这样可以强化骨盆底肌肉，帮助顺产时有力地推出胎儿；加强尿道括约肌的力量，显著改善尿失禁的问题。有妊娠期高血压疾病、先兆流产、前置胎盘等合并症的孕妈咪在进行骨盆底肌肉锻炼之前，应先咨询医师。

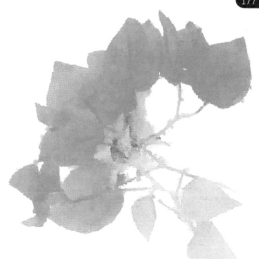

我的胎宝宝什么样？

胎儿现在体重约 1500 克，长约 37 厘米。男女宝宝的性别器官开始完善，头部还在继续增大，而且大脑也发育迅速。

孕 30 周我该做些啥？

❀ 坐立行姿势端正，以免压迫横膈膜。

❀ 睡觉时，最好在头部和肩膀部位垫个枕头。

❀ 监测胎动，发现异常及时处理。

❀ 避免劳累和外界刺激引发的早产。

❀ 如出现假宫缩，要及时停下来休息。

每周必知：

区分真假临产

❀ 假临产的特征：

• 宫缩不规则且频率并未有所增加。

• 宫缩强度不增加，没有日益增加的不适感。

• 只需改变姿势、走动或休息宫缩就会消失。

• 宫缩位置只是在下腹部。

• 几周内宫颈口部分开大或是宫颈消失。

❀ 真临产的特征：

• 宫缩规律，间隔时间越来越短，并且伴随着液体渗漏。

• 宫缩的间隔时间可以缩短到 40~60 秒 / 次。

• 宫缩强度不断增加，疼痛感稳定持续增强，连说话都会变得很困难或根本说不出话来。

• 改变姿势、走动或休息会加剧宫缩。

• 宫缩位置蔓延到整个上腹部或低腰部，再扩散至下腹部。

• 几小时内子宫颈变薄或缩短，到完全消失。

特别提醒：要确认是否真的临产或者早产，最可靠的方法就是在医院做综合检查，包括 B 超测量宫颈长度，再加上宫颈分泌物的检验。

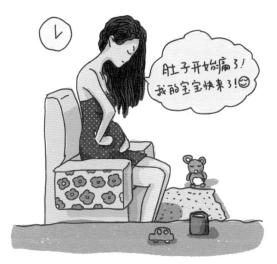

肚皮一阵阵发紧，我是不是快生啦？

妈妈孕 30 周

日期   MON

日期   TUE

日期   WED

日期   THU

日期   FRI

日期   SAT

日期   SUN

考一题，扫答案

很多孕妈咪们都开始为宝宝布置婴儿房了，那么婴儿房里该置备些什么用品呢？

移动阅读

扫答案

现在，只为了舒适！

挑选哺乳专用文胸时考虑一下要点：

- 纯棉质地、本白色为首选。
- 肩带方向垂直且比较宽的款式。
- 前面开扣或罩杯可以打开的授乳开口设计，方便哺乳。
- 能把整个乳房都托住的全罩杯文胸，避免哺乳后乳房下垂。
- 罩杯下方底边要宽，能够为哺乳期乳房提供更好的支撑。

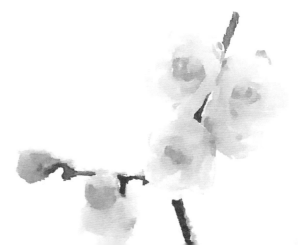

我的胎宝宝什么样？

胎儿的肺部和消化系统已经基本发育完成，身长增长减慢而体重迅速增加。TA 大概已经能看到子宫内的景象了。

孕 31 周我该做些啥？

❀ 不憋尿，发生尿路感染要及时就医。

❀ 避免久站或久坐，防止腰背和四肢痛。

❀ 羊水过多的孕妈咪注意饮食要低盐；做好产检，严密监控羊水量，预防胎盘早剥。

❀ 羊水过少的孕妈咪警惕胎儿畸形。

❀ 了解羊膜破裂、见红等分娩征兆。

每周必知：

胎膜早破

❀ 子宫颈口处胎膜破裂，羊水流出，这是胎儿娩出的前兆，多发生在宫颈口扩张 7 厘米以上时。但是，也有一些孕妈咪还没出现明显的子宫收缩，也没有排尿，突然阴道排出水样液体，处理之后又有液体排出时，应考虑发生了胎膜早破，又叫早破水。有 3%~21% 的孕妈咪会出现胎膜早破的情况。

如何应对胎膜早破

❀ 如果胎膜早破发生在孕 36 周以后：此时孕妈咪已接近预产期，胎儿已成熟。孕妈咪破水后须立即躺平就医，如无异常可自然分娩。如果破水后 12~24 小时胎儿仍不"发动"，医生会视具体情况予以催产或者必要时剖宫产。

❀ 如果胎膜早破发生在孕 36 周以前：此时孕妈咪尚未到预产期，胎儿发育未完成熟。医生会严密观察孕妈咪和胎儿状况，考虑是否采取保胎治疗，延长孕龄，促进胎儿肺成熟。

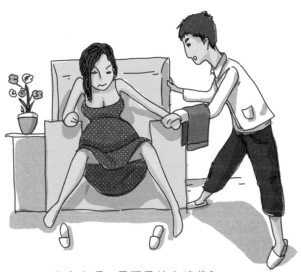

好多水呀，是不是羊水破啦？

日 期   MON

日 期   TUE

日 期   WED

日 期   THU

日 期   FRI

日 期   SAT

日 期   SUN

考一题，扫答案

巨大儿跟孕妈咪吃哪些食物有关系?
听说孕妈咪水果吃多了会导致宝宝超
重?

移动阅读

扫答案

忍住，别太频繁地摸肚皮

不少孕妈咪喜欢一边散步一边摸肚皮，不可否认，孕妈咪适当轻柔抚触腹部，可以增强母婴之间的情感交流，但是，在孕 36 周前，千万不要频繁摸肚皮，否则容易刺激子宫，导致假性宫缩，可能会引起早产。另外，若手法不当还可造成脐带绕颈、胎位不正等不良后果。若感觉胎动频繁，应立即停止，更不能拍打或推动腹部。

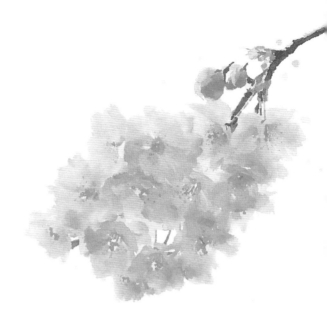

妈妈孕 32 周

我的胎宝宝什么样?

胎儿体重为 1800 克左右，肺和胃肠功能已接近成熟，具备呼吸能力，能分泌消化液了，现在 TA 动的次数比原来少了。

孕 32 周我该做些啥?

❀ 32~34 周进行第五次产检。

❀ 小腿抽筋时，用力将脚蹬到墙上或下床站立片刻。

❀ 监测胎动，警惕脐带绕颈。

❀ 若胎膜早破，须立即就医。

每周必知:

阴道分娩第一产程

阴道分娩主要靠产妇自己用力把婴儿从阴道推出来，整个过程主要分为三个产程。第一产程是产程中最长的一个阶段，从真临产开始到子宫口全开。可细分为两个阶段:

❀ 临盆早期 (潜伏期):头胎产妇平均约需要 6~7 小时，经产妇约需要 4~5 小时。此阶段结束时，宫缩间隔少于 5 分钟，每次持续时间为 60~90 秒，宫颈口开大至 3~4 厘米，宫颈完全消失。

❀ 活跃期:头胎产妇平均约需要 5 小时，经产妇约需要 4 小时。宫缩间隔在 3~5 分钟之间，每次持续 45~60 秒。宫颈口从 4 厘米开至 8 或 9 厘米。

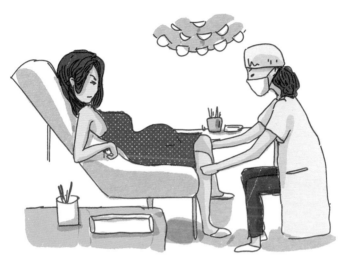

破水了，宝宝什么时候才开始发动呀？

妈妈孕 32 周

日期	MON

日期	TUE

日期	WED

日期	THU

日期   FRI

日期   SAT

日期   SUN

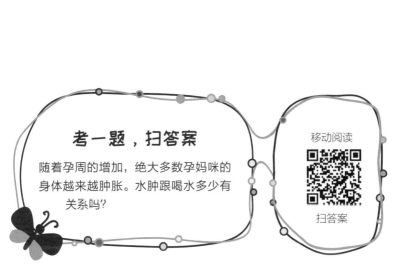

考一题，扫答案

随着孕周的增加，绝大多数孕妈咪的身体越来越肿胀。水肿跟喝水多少有关系吗?

移动阅读

扫答案

临产了！有以下症状快去医院

- 宫缩间隔缩短，不适感增强。
- 胎膜破裂，少量羊水渗漏，或是大量涌出。
- 大量出血或者出现血块。
- 感觉到异常的胎动。
- 腹部持续严重疼痛，宫缩间隙也不会缓解。

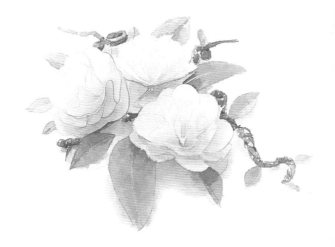

妈妈孕 33 周

我的胎宝宝什么样？

现在胎儿体重达 2000 克左右，身长约 41.5 厘米。TA
的皮下脂肪增加，皱纹减少，变得圆润了。TA 的呼吸、
消化、生殖系统已近成熟。

孕 33 周我该做些啥？

❉ 通过孕期体操等运动缓解腰、背部的疼痛感。

❉ 留心异常反应，防止妊娠中毒和早产。

❉ 监测胎动，警惕脐带绕颈。

❉ 若胎膜早破，须立即就医。

❉ 可以开始考虑挑选月嫂。

每周必知：

阴道分娩第二和第三产程

❉ 第二产程：宫颈全开至胎儿娩出的阶段。头胎产妇
平均约需 1 小时，经产妇约需 30~40 分钟。产程中，
产妇每次用力外推都会感到会阴被拉扯得越来越紧。此
时医生会判断是否需要切开会阴，以协助胎儿娩出，减
轻会阴撕裂。

❉ 第三产程：从胎儿娩出到胎盘娩出的阶段。不管是
头胎产妇还是经产妇，此阶段通常不会超过 20 分钟。
此时，宫缩促使胎盘与子宫壁剥离，胎盘到达阴道口后，
产妇再稍微地用一下力娩出胎盘。之后，医生会为产妇
缝合会阴切开的伤口及其他撕裂伤口。

分娩体位

❉ 产妇仰躺，把曲起的膝盖向胸腔方向拉动，同时曲
颈努力让下巴碰到胸腔。让身体弯成"C"字型。这种
姿势有助于将子宫和骨盆调整到相对适合分娩的位置。

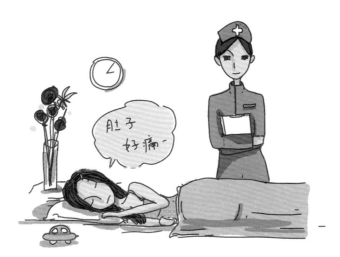

肚子好疼，有什么好方法能减轻疼痛？

妈妈孕 33 周

日期	MON

日期	TUE

日期	WED

日期	THU

199

日期　　　　　　FRI

日期　　　　　　SAT

日期　　　　　　SUN

考一题，扫答案

明明已经怀孕 8 个多月了，却跟人家
6 个月的肚子差不多大。肚子小，是
不是胎儿也偏小呢?

移动阅读

扫答案

产前坚持每日锻炼

孕期内坚持骨盆底肌肉锻炼，即凯格尔运动（见第 29 周）；提前练习分娩呼吸法，掌握好适合自己的分娩姿势。在不让自己过度疲劳的前提下，每天适当散步和锻炼。身体的活动相当重要，这是因为：

- 保持活血。如果不活血，怀孕是有很多风险的，包括致命的血栓，对宝宝发育也有影响。
- 对自然分娩有利。良好的体力和耐力，是顺产的一个先决条件。
- 有良好的身体底子，利于产后的恢复。

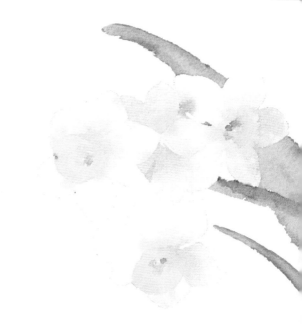

我的胎宝宝什么样？

胎儿现在体重约 2300 克，坐高约 30 厘米。TA 已经为分娩做好了准备，将身体转为头朝下的姿势，头部已经进入骨盆。

孕 34 周我该做些啥？

❀ 如水肿严重，应及时就医。

❀ 注意增加营养，预防胎儿体重不足。

❀ 听从医生建议，采用科学的方法矫正胎位。

❀ 提倡自然分娩，谨慎选择剖宫产。

每周必知：

剖宫产

剖宫产的胎儿和胎盘是从子宫上的切口中娩出的。子宫切口多采用横切，称为"比基尼切口"。

❀ **实施剖宫产有原因**

• 胎位不正（无法调整的横位或臀位）。

• 前置胎盘，胎盘部分或完全堵住宫颈口。

• 产妇曾剖宫产或者切除子宫肌瘤。

• 胎儿过于巨大或多胞胎。

• 有迹象表明胎儿无法承受分娩过程。

• 孕妈咪无法正常分娩，如患有严重的心脏病。

• 自然分娩停滞。

• 自然分娩时大量出血。

• 胎膜早破后脐带脱垂。

• 胎儿心率长时间过缓。

❀ **剖宫产有风险**

• 大量出血，但很少达到需要输血的程度。

• 子宫、膀胱，或者切口皮肤容易感染。

• 损伤膀胱、肠或者其他临近的器官。

• 术后骨盆或腿部容易产生淤血。

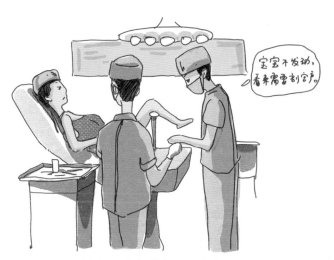

胎儿过大，看来得实施剖宫产了！

妈妈孕 34 周

日期 　　　　　　MON

日期 　　　　　　TUE

日期 　　　　　　WED

日期 　　　　　　THU

日期　　　　　　　FRI

日期　　　　　　　SAT

日期　　　　　　　SUN

考一题，扫答案

有些孕妈咪产检后发现"羊水偏少"，不禁担心：羊水少会造成胎儿缺氧吗？

移动阅读

扫答案

自然分娩好处多多

- 风险小，疼痛持续时间短，恢复快。
- 子宫及生殖道复旧情况更佳。
- 容易下奶，有利于促进母子感情。
- 宝宝免疫力强，出生后较不易过敏。
- 宝宝患肺病的概率低。

我的胎宝宝什么样？

胎儿约有 2500 克重，身长达到 44 厘米左右。TA 的听力已经充分发育，能听到妈妈的声音喽！而且现在 TA 能脱离子宫环境存活啦！

孕 35 周我该做些啥？

❀ 多补充含锌食物，有助于自然分娩。

❀ 在专业医生和教练指导下，做孕妇体操和孕妇瑜伽。

❀ 辨别真假宫缩，确定是否临产（见第 30 周）。

❀ 职场妈妈注意劳逸结合，做好回家待产的准备。

❀ 如腰痛异常或加重，应及时就医。

每周必知：

分娩可能出现的风险

❀ **肩难产**：胎儿头部产出之后，肩膀的其他部分有可能会卡在母体的耻骨上，大大增加了接下来分娩的难度。此时，医生会用各种办法把胎儿的肩膀移开，让胎儿顺利分娩。

❀ **产道撕裂伤**：分娩时的撕裂伤大多发生在会阴部分，如果婴儿异常巨大或者实施了器械辅助阴道分娩，撕裂伤也有可能会发生在其他区域，例如宫颈、阴道壁、阴唇，或者尿道口周围软组织。分娩之后医生会缝合需要修补的撕裂伤。

❀ **产中出血**：在整个分娩过程中，出血量如果超过 400 毫升，就是"大出血"。一旦发生大出血医生会立即进行相应处理。

❀ **胎盘早剥**：正常情况下，胎盘是在胎儿娩出后才开始剥离娩出的。当胎儿还没有娩出的时候，胎盘就开始剥落，会发生阴道出血现象。如遇这种情况，医生会立即进行剖宫产。

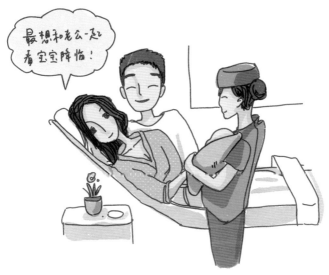

最想和老公一起等待宝宝降临!

妈妈孕 35 周

日期   MON

日期   TUE

日期   WED

日期   THU

日期　　　　　　　　FRI

日期　　　　　　　　SAT

日期　　　　　　　　SUN

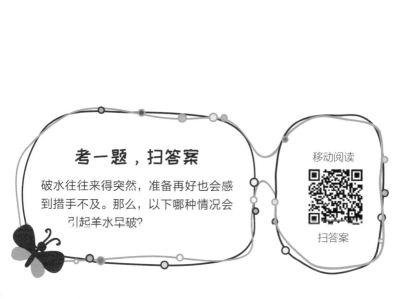

考一题，扫答案

破水往往来得突然，准备再好也会感到措手不及。那么，以下哪种情况会引起羊水早破？

移动阅读

扫答案

准爸爸要陪产！

不论准爸爸从事什么职业，在妻子临近分娩的时候都应该尽量抽出时间陪在身边。有了爱的陪伴，孕妈咪自然更有信心去战斗！

- 营造轻松气氛。
- 阵痛来时，为妻子尽心按摩腰背。
- 不可有半点埋怨或责备。

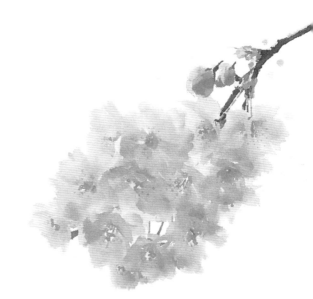

妈妈孕 36 周

我的胎宝宝什么样？

胎儿现在约 2700 克，45 厘米长，指甲长得超出指尖，肾脏发育完全，肝脏开始工作，更多光透进子宫，TA 开始建立自己的活动周期！

孕 36 周我该做些啥？

❈ 尿频更严重，要注意不憋尿。

❈ 如为前置胎盘，应警惕阴道出血。

❈ 准备哺乳衣物，做好哺乳准备。

❈ 外出需有家人陪同，避免远行。

❈ 开始每周做一次产检，增加胎心监护。

每周必知：

产后住院期间可能出现的状况

❈ **产后颤抖**：大多数产妇在分娩后，会立刻开始不受控制地颤抖。这种颤抖在产后几小时内会自行消失。有些产妇因为颤抖得太厉害，抱孩子时会抖或感觉紧张。最好让护士或家人协助，直到产妇可以自己胜任为止。

❈ **产后出血**：分娩以后，子宫收缩，挤压血管，以减缓血流速度。如果子宫没有正常收缩，就会发生大出血，这种情况被称为宫缩乏力。医生会先按摩产妇的子宫，促使它收缩。如果按摩仍无效，医生会让产妇服用促使宫缩的药物。

❈ **产后体温升高**：略有升高，一般不超过 38℃，但在这之后，体温大多会恢复到正常范围。

❈ **产后宫缩痛**：刚分娩后，产妇会因为宫缩而引起下腹部阵发性疼痛，一般在 2~3 天后自然消失。

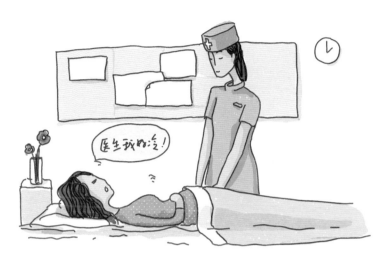

朋友告诉我，分娩后身体会不受控制地颤抖。

妈妈孕 36 周

日期	MON

日期	TUE

日期	WED

日期	THU

日期 _____ FRI _____

日期 _____ SAT _____

日期 _____ SUN _____

考一题，扫答案

很多孕妈咪可能会谈侧切而色变，会
阴侧切对夫妻性生活真的有很大影响
吗？

移动阅读

扫答案

剖宫产的产后恢复

剖宫产的产后恢复时间通常要比自然分娩稍长，一般需要住院 2~4 天。与自然分娩一样，剖宫产也会有分娩后的子宫分泌物从阴道流出，并且会逐渐减少直至完全消失。

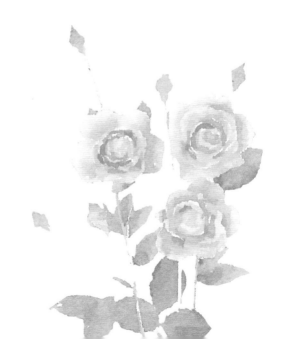

妈妈孕 37 周

我的胎宝宝什么样?

胎儿重量约 3000 克,不过个体差异也很大,超过 2500 克即算正常。现在的宝宝可称为足月宝宝,TA 随时可能降临人间哦!

孕 37 周我该做些啥?

❋ 保持身体清洁,充分休息。

❋ 一次进食不要太多,少食多餐。

❋ 进行分娩呼吸训练。

❋ 用计时器计算宫缩间隔和持续时间。

❋ 视情况决定是否去医院待产,并准备护理新生宝宝的功课。

每周必知:

聊一聊:胎儿入盆的感觉

❋ 入盆时:

孕妈咪的感觉因人而异,有人可能会感觉腹部阵阵发紧,有轻微的坠痛感,好像宝宝在往下走;有人却没有特殊感觉,但会发现肚子靠下了。胎儿入盆的时间较短,整个入盆过程可能不到半分钟就完成了。

❋ 入盆后:

•肚子形状看起来有些像柚子,并且孕妈咪的胸部不会再碰到肚子。

•呼吸轻松、胃部变得较舒服,有明显的进食欲。

•胎儿浮动感不强,肚子摸起来变得有点硬。

•明显的尿频和排便感。

•胎动变少,幅度变小,胎动力量变大。

❋ 预产期已到却未入盆?

不必过于紧张,预产期只是粗略计算,一般说来,孕妈咪在预产期前后两周内分娩,都属正常情况。应加强产前检查,听从医生的安排。

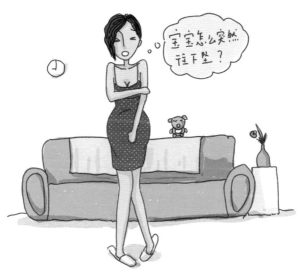

不妙，宝宝正在往下坠！

妈妈孕 37 周

日期　　　　　　　MON

日期　　　　　　　TUE

日期　　　　　　　WED

日期　　　　　　　THU

日 期	FRI

日 期	SAT

日 期	SUN

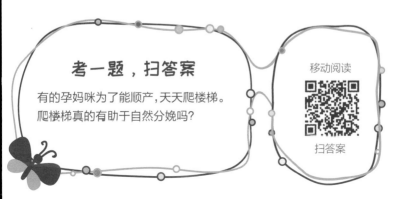

考一题，扫答案

有的孕妈咪为了能顺产，天天爬楼梯。
爬楼梯真的有助于自然分娩吗？

移动阅读

扫答案

产妇困难预先了解

可能需要会阴侧切的 4 种情况：

● 胎儿过大、胎头位置不正，加上产力不强，胎头被阻于会阴。

● 会阴肌肉弹性差、阴道口狭小或会阴部有水肿、炎症等情况，需要使用产钳或吸引器助产。

● 大于 35 岁的高龄产妇，或合并有心脏病、妊娠高血压综合征等高危孕妇。

● 胎儿宫内缺氧，胎儿的心率发生异常变化，或心跳节律不匀，且羊水混浊或混有胎便。

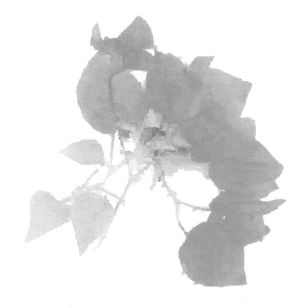

我的胎宝宝什么样？

胎儿已经约有 3900 克重、52 厘米长啦！TA 的头在骨盆腔内，身体继续生长；头发较长、较多；身上绒毛和胎脂脱落，皮肤光滑。

孕 38 周我该做些啥？

✱ 禁止性生活，避免早产和细菌感染。

✱ 饮食上应限制脂肪和碳水化合物的过多摄入。

✱ 注意身心调节，缓解产前焦虑。

✱ 检查入院分娩用品，随时做好入院准备。

✱ 备齐生育卡、医保卡等证件材料。

每周必知：

临产的 3 大信号及特点

✱ **见红**

• 可能出现的颜色：褐色、粉红色、红色，可能混合黏液流出，质地粘稠。

• 出血量明显比生理期少。

• 出现时间因人而异，一般在阵痛前 24 小时出现。

✱ **阵痛**

• 时间间隔有规律：从一天数次、每隔 1 小时左右 1 次、每隔 20~30 分钟 1 次到每隔几分钟 1 次；阵痛发生的时间间隔逐渐变短。

• 腹痛，少数人觉得腰酸。

✱ **破水**

• 无色透明，可能含有胎脂等漂浮物。

• 感觉到热的液体从阴道流出。

• 无意识，不能控制，持续性。

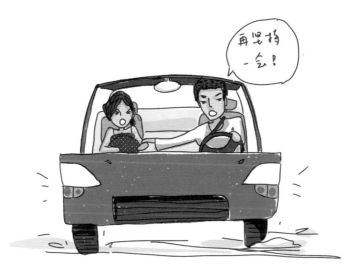

老婆，再坚持一会儿，马上就到医院了！

妈妈孕 38 周

日期　　　　　　　　　MON

日期　　　　　　　　　TUE

日期　　　　　　　　　WED

日期　　　　　　　　　THU

日期　　　　　　　　FRI

日期　　　　　　　　SAT

日期　　　　　　　　SUN

考一题，扫答案

分娩过程中，当医生让孕妈咪使劲用力时，哪种方式是正确的?

移动阅读

扫答案

缓解阵痛有 7 招

- 尽量保持镇静，并进行有节奏的呼气、吸气。
- 每次宫缩时，想象着是宝宝在顺着自己的盆腔往下移动。
- 听听自己喜欢的音乐，让自己放松。
- 用几个枕头或垫子把自己支起来，舒服地躺着。
- 每次呼气时，可以轻声叹气。
- 四处走走看看，变换一种姿势或摇摆一下身体，以缓解痛苦。
- 预备好几个小按摩球，垫在腰背极度酸痛处。

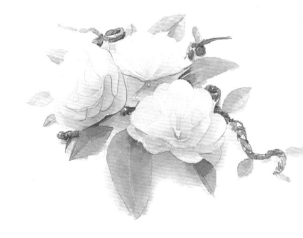

妈妈孕 39 周

我的胎宝宝什么样？

胎儿的皮下脂肪还在继续增长，身体各部分器官已发育完成，肺部是最后成熟的器官，在出生后几个小时内建立正常的呼吸模式。

孕 39 周我该做些啥？

❋ 依据产检 B 超确定分娩方式。

❋ 做好可能提前分娩的心理准备。

❋ 侧卧位，使用腹带，减轻耻骨和腰骶疼痛。

❋ 监测胎儿，有异常需立即就医。

❋ 了解母乳喂养，掌握开奶知识，做好哺乳准备。

每周必知：

母乳喂养的优点

❋ 母乳中含有妈妈免疫系统内的各种重要免疫物质，能加强婴儿免疫能力，减少婴儿在 1 岁前得上呼吸道传染疾病的可能；降低婴儿过敏、哮喘和猝死综合征的发生率。

❋ 宝宝对母乳过敏的概率远远低于对配方奶过敏的概率。

❋ 妈妈在分娩后最初几天分泌的初乳，比配方奶含有更多的蛋白质和更少的脂肪。

❋ 母乳中含有帮助婴儿消化的营养物质，宝宝的粪便会较少有异味。

❋ 用母乳喂奶能加强妈妈与宝宝的感情维系。

❋ 母乳喂养比配方奶喂养更经济、便利和安全：外出时无须携带奶粉和奶瓶；母乳恒温无须加热；无添加剂和防腐剂。

❋ 分泌乳汁需要燃烧卡路里，可以帮助妈妈减去部分怀孕期间增加的体重。

❋ 母乳喂养能降低女性患乳腺癌的概率。

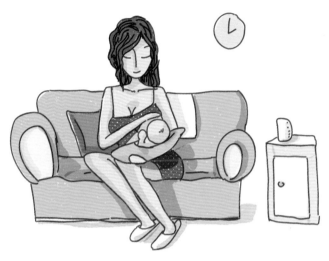

分娩后，何时开始给宝宝哺乳？

妈妈孕 39 周

日期　　　　　　MON

日期　　　　　　TUE

日期　　　　　　WED

日期　　　　　　THU

日 期   FRI

日 期   SAT

日 期   SUN

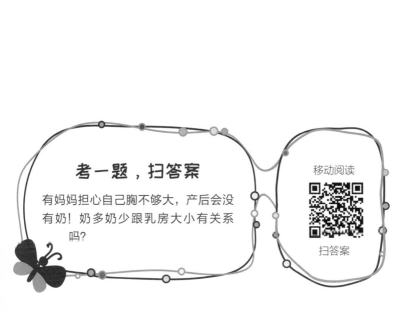

考一题，扫答案

有妈妈担心自己胸不够大，产后会没有奶！奶多奶少跟乳房大小有关系吗？

移动阅读

扫答案

初乳太珍贵

初乳是新妈妈产后一周内分泌的乳汁，色偏黄，质黏稠，蛋白质较多，脂肪和乳糖较少，更易消化吸收，特别是含有丰富的免疫抗体，能增强宝宝的抗病能力，还能帮助宝宝排出胎粪。要尽可能地将初乳喂给宝宝，千万不要浪费哦。

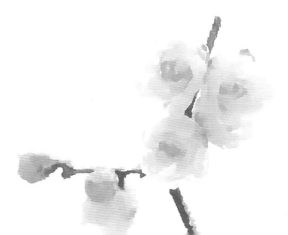

我的胎宝宝什么样？

大多数胎儿都将在这一周诞生，此时胎儿所处的羊水环境由原来的清澈透明变得有些浑浊，呈乳白色。胎盘的功能也逐渐退化。

孕 40 周我该做些啥？

❀ 胎宝宝在妈妈腹中满 280 天啦，本周将做分娩前最后一次检查。

❀ 若出现胎膜早破，应平躺，并立即就医。

❀ 放松心情，缓解产前焦虑。

❀ 在医生的指导下进行运动催生，增加产力，勇敢面对临产。

❀ 预防过期妊娠，必要时入院待产。

每周必知：

产后膀胱功能

❀ 由于分娩时，胎儿挤压到产妇的膀胱和尿道，再加上分娩后尿道周围的组织肿胀更导致排尿十分困难，然而产后几小时就会慢慢恢复知觉，并开始正常排尿。若尿道感到灼痛，须立即告诉医生，这很可能是患了尿路感染。

❀ 产妇还可能在站立或大笑时有尿液渗漏等情况，别担心，不久后就会恢复正常。

❀ 提醒：产前多做凯格尔运动（见孕 29 周），可有效缓解产后膀胱和尿道疼痛问题。

产后排便

❀ 分娩时摄入食物较少，再加上无痛分娩的麻醉药减缓了肠道运动，造成产妇在分娩后几天内很少或没有排便。此外，一些产妇担心用力排便时绷开缝合外阴的缝线，有意避免排便。其实完全不必担心排便会弄断伤口缝线，因为在外阴切开术后，医生会逐层缝合伤口。

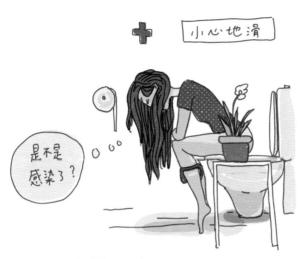

小便时阴部疼痛难忍，会不会是伤口感染了？

妈妈孕 40 周

日期   MON

日期   TUE

日期   WED

日期   THU

日 期　　　　　　FRI

日 期　　　　　　SAT

日 期　　　　　　SUN

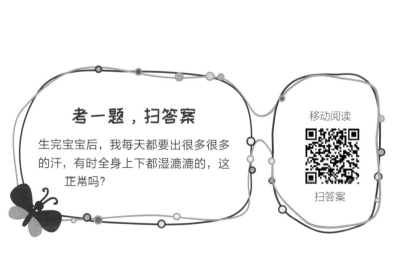

考一题，扫答案

生完宝宝后，我每天都要出很多很多
的汗，有时全身上下都湿漉漉的，这
正常吗？

移动阅读

扫答案

体温升高

新妈妈在产后一天内可能会有体温升高的现象，不过不会太高，一般不超过 38℃，基本要持续 3 天左右。新妈妈不必惊慌，这种现象主要是由于乳房血管和淋巴管极度充盈造成的，新妈妈可以通过乳房按摩和新生儿的吮吸，或是人工挤乳等方法使体温下降。

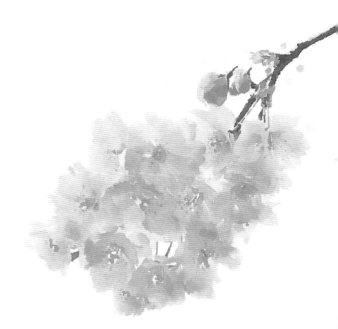

妈妈产后1周（41周）

我的宝宝什么样？

恭喜，你的宝宝呱呱坠地啦！刚出生的宝宝体重
2.5~4.0 千克，身长 46~52 厘米；头部变形，颜面浮
肿，有时睁开眼睛，还看不见东西；能吮吸和吞咽母乳；
出生当天，就开始排泄大小便。

产后第 1 周我该做些啥？

❀ 分娩后半小时就可以让新生儿吸吮乳头。

❀ 产后的前两三天不要着急喝催乳汤，防止涨奶疼痛。

❀ 自然分娩的新妈妈，在分娩 4 小时后即可下床排尿。

❀ 剖宫产的新妈妈也应在体力允许的情况下尽早下床
走动。

❀ 每天用温开水清洗会阴部，预防感染。

每周必知：

产后急需注意事项：恶露

自然分娩或是剖宫产的产妇都会在分娩后经历阴道出
血，即排出恶露。恶露的变化如下：

❀ **血腥恶露：**约产后 1~4 天内排出的分泌物，因为
含有较多的血液，所以颜色呈红色或暗红色，量也比
较多，大概与平时月经量一般，或稍多于月经量，有
时还带有血块，有血腥味。

❀ **浆液性恶露：**约产后 5~10 天左右排出，呈淡红色，
其中含有少量血液、黏液和较多的阴道分泌物，这时
由于细菌生长，味道会比较重，但也还属正常的范围。

❀ **白色恶露：**约产后 10 天以后排出，呈白色或淡黄
色的恶露，其中含有白血球、蜕膜细胞、表皮细胞和
细菌等成分，形状如白带，但是较平时的白带多些。

提醒：出现下列情况及时就医

❀ 血液有异味。

❀ 产后 4~6 周仍持续大量出血，且血液带有凝块。

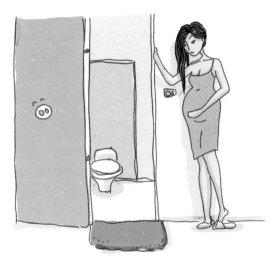

恶露多，肚子痛，医生快来帮帮我！

妈妈产后1周（41周）

日期　　　　　　　MON

日期　　　　　　　TUE

日期　　　　　　　WED

日期　　　　　　　THU

日期   FRI

日期   SAT

日期   SUN

考一题，扫答案

哺乳期妈妈乳腺发炎，担心炎症和药物通过乳汁传给宝宝。用药后就必须马上停止哺乳吗？

移动阅读

扫答案

改善私处疼痛

- 不要提重物，可选择侧躺哺乳，减轻部分的肌肉压力。
- 保持会阴部的清洁与干燥。
- 排尿时，身体向前倾而坐，或是采取半蹲的方式。
- 坚持做基本的骨盆腔收缩运动。
- 产后 6 周内避免性生活。

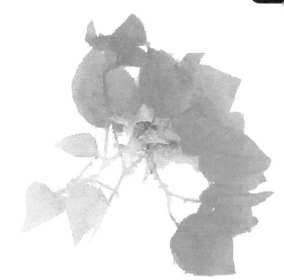

妈妈产后 2 周（42 周）

我的宝宝什么样？

出生两周左右，宝宝会出现第一次微笑；会有踏步反射；双手通常呈握拳状或只是稍微张开；眼睛能注视 20~45 厘米远；会主动寻找妈妈乳头（扫"**移动阅读**"二维码，听妈咪 Jane 推荐的宝宝音乐）。

产后第 2 周我该做些啥？

❋ 注意饮食平衡，促进乳汁分泌。

❋ 保持乳头、乳房清洁卫生。

❋ 及时排便，保持大便通畅。

❋ 注意观察恶露的变化，保持阴部清洁。

❋ 学会处理宝宝溢奶、呛奶、黄疸、湿疹等症状。

每周必知：

产后洗浴

❋ 新妈妈出院回家后即可使用温水，每天 1~2 次从前往后清洗外阴。

❋ 自然分娩的新妈妈，当伤口出现肿胀、疼痛、硬结时，可遵医嘱，用 1:5000 高锰酸钾温水溶液坐浴浸泡伤口，每天 2 次，每次 10~15 分钟。

❋ 自然分娩的新妈妈分娩后 2~5 天便可以洗澡，但是不应早于 24 小时，以淋浴为佳。

❋ 产后 6 周内不宜洗盆浴，以免不洁浴水流入生殖道，引起感染。

❋ 洗澡前应避免空腹，防止发生低血糖，引起头晕等不适。

❋ 洗澡时间不宜过长，每次 5~10 分钟即可。

❋ 室温 20 ℃ 最为适宜；淋浴水温宜调节至 34℃~36℃。

❋ 如果分娩过程出血过多，或平时体质较差，不宜勉强过早淋浴，可改为擦浴。洗完后应吃点东西，以补充耗损的气血。

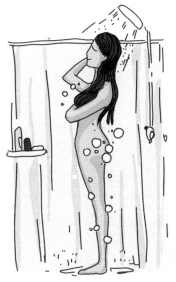

我爱洗澡，好多泡泡，清清爽爽真舒服！

妈妈产后 2 周（42 周）

日期   MON

日期   TUE

日期   WED

日期   THU

日 期	FRI

日 期	SAT

日 期	SUN

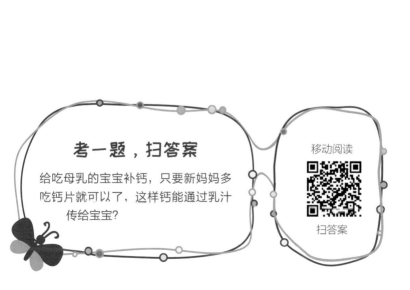

考一题，扫答案

给吃母乳的宝宝补钙，只要新妈妈多吃钙片就可以了，这样钙能通过乳汁传给宝宝？

移动阅读

扫答案

产后腹痛

一般新妈妈产后腹痛都是由宫缩引起的，属于正常现象，一般在产后第2天会出现症状，3天左右就会消失。这种疼痛感不会很强烈，如果是多次妊娠的产妇，疼痛感要大于初产时的疼痛。不过需要注意的是，如果这种现象持续一周以上，同时还伴有恶露量增多的现象，就要及时就医治疗。

妈妈产后 3 周 (43 周)

我的宝宝什么样?

宝宝平均每天增长体重 18~30 克;每天 2~4 次或 6~8 次大便;可能出现正常的脱皮现象;能和妈妈对视,会发出"啊啊"的声音;俯卧时会短暂抬起头。

产后第 3 周我该做些啥?

❀ 涨奶疼痛时,可冷敷、按摩乳房,预防乳腺炎。

❀ 注意个人卫生,勤洗澡、洗头。

❀ 产后恢复运动,多晒太阳。

❀ 积极治疗风湿、神经性头痛等产前疾病。

❀ 重视产后心理调节,缓解产后抑郁。

每周必知:

奶涨: 奶涨甚至造成奶积是非常疼痛的。应该在宝宝出生后半小时即进行母乳喂养,应佩戴紧实但不绷紧的哺乳文胸。哺乳前按摩胸部也能舒缓奶涨,促进下奶,缓解奶积。还可以在乳房上放置冰袋,缓解疼痛。

奶管堵塞: 当哺乳不畅时,乳房内的乳腺管会堵住,从而形成小而坚硬的奶积,会引起高烧或是剧疼。最好的解决办法是让宝宝吸净乳汁,或者是借助吸奶器,彻底清空每一根乳腺管里的乳汁。最重要的是,不要因疼痛而停止喂奶。

乳房炎症: 哺乳妇女乳房炎症的发病率为 2%。宝宝口腔内的细菌是导致乳房炎的原因之一。乳房炎通常表现乳房发热、又红又硬;高烧、疲惫不堪;全身发痒等。新妈妈在宝宝出生后 2~4 周最可能得乳房炎症,如果这些症状持续不退,请尽快就医。

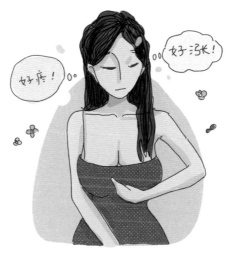

涨奶好疼呀，如何才能缓解？

妈妈产后 3 周（43 周）

日期　　　　　　　　MON

日期　　　　　　　　TUE

日期　　　　　　　　WED

日期　　　　　　　　THU

日　期　　　　　　　　　FRI

日　期　　　　　　　　　SAT

日　期　　　　　　　　　SUN

考一题，扫答案

有人说新妈妈在月子里不能吃盐，不然可能引起回奶。月子里到底不能吃盐和酱油等调味品?

移动阅读

扫答案

预防乳腺炎

- 有乳头内陷的新妈妈，每天清洗后用手指向外牵拉乳头加以纠正。
- 按需哺乳后用吸奶器吸尽乳汁，防止乳汁淤积。
- 不要让婴儿含着乳头睡觉，哺乳时间不宜过长。
- 防止乳头破裂，掌握正确的哺乳姿势。

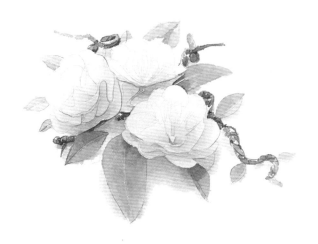

妈妈产后 4 周（44 周）

我的宝宝什么样？

宝宝俯卧时能将下巴抬起片刻，头会转向一侧；手指被扳开时会抓取东西，但很快会放松；听觉分辨能力有进步；喜欢鲜亮的颜色和熟悉的面孔。

产后第 4 周我该做些啥？

❋ 逐步恢复正常生活，但要注意劳逸结合。

❋ 坚持夜间哺乳。

❋ 恶露基本排净，如有异常，及时就医。

❋ 进行皮肤护理，修复妊娠纹。

每周必知：

产后肿胀

❋ 分娩前最后几个星期孕妈咪的身体开始肿胀；分娩时用力外推婴儿直接导致脸部和脖子肿胀，所以自然分娩的新妈妈身体浮肿更厉害，然而浮肿现象两周左右就会消失。因为浮肿，新妈妈双脚也会变形，外出时应穿大码宽松的鞋子。

产后痔疮

❋ 分娩时产妇用力外推会引起直肠底部静脉曲张导致痔疮。痔疮会比外阴切开的伤口更为痛苦，痊愈所需时间也更长。如果痔疮或撕裂的伤口一直深入直肠，可遵医嘱使用外用局部麻醉霜、大便柔软剂来缓解排便痛苦；也可以在排便前服用不影响母乳喂养的止痛药。

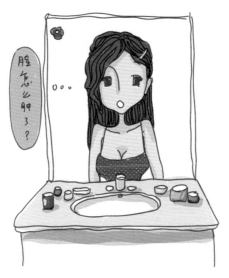

呜呜，怎么到现在脸还是肿的啊？

妈妈产后 4 周（44 周）

日期　　　　　　　MON

日期　　　　　　　TUE

日期　　　　　　　WED

日期　　　　　　　THU

日期   FRI

日期   SAT

日期   SUN

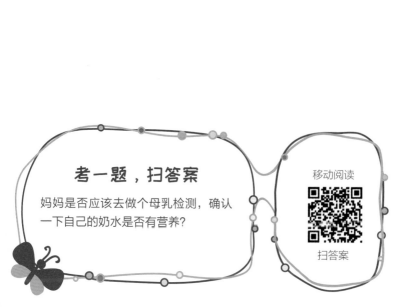

考一题，扫答案

妈妈是否应该去做个母乳检测，确认
一下自己的奶水是否有营养？

移动阅读

扫答案

催奶这么大力有必要吗？

新妈妈肿胀的乳房在经错误手法且大力的按揉之后，大多会受伤，留下病灶，哺乳期会频发乳腺炎或者乳汁淤积。其实这种大力按摩是非常危险的，还曾出现过被揉断乳腺的案例。正确专业的按摩手法是令新妈妈感觉舒适能接受的，而且不会对乳房造成任何伤害。

妈妈产后5周（45周）

我的宝宝什么样？

宝宝反射动作开始消失，自发动作增加；认得妈妈的脸和声音，更容易被妈妈的声音安抚，还会发出各种声音来表达感情和需要。

产后第5周我该做些啥？

❋ 考虑使用骨盆矫正带和产后专用收腹带。

❋ 可以恢复清淡、正常的饮食，或者降低进补的频率。

❋ 选择适合自己的运动方式，比如舒缓的瑜伽等。

❋ 别忘记带宝宝进行疫苗接种。

每周必知：

哺乳妈妈饮食注意事项

❋ **卡路里**：母乳喂养时，新妈妈需要每天多摄入400~600卡路里。

❋ **脂肪**：哺乳会消耗新妈妈在孕期积累的过量脂肪，但不能在短时间内减去过多的脂肪，否则乳汁也会相应减少。

❋ **维生素**：无论是否采用母乳喂养，分娩后6~8周的新妈妈都需要补充维生素和矿物质，尤其是维生素。母乳喂养的新妈妈要持续服用维生素直至停止喂养。

❋ **钙和铁**：分娩时失血过多的新妈妈，需要服用铁补充剂。还建议所有新妈妈多喝牛奶、酸奶等乳制品，从中摄入充足的钙。

❋ **水**：母乳约含87%的水分，所以新妈妈每天需要比平时多喝8~9杯牛奶、果汁或是汤水，以保证能够分泌足够的母乳。但也不要喝过多的流质饮料，因为过多的液体反而会降低母乳的质量。

❋ **均衡饮食**：各位新妈妈可以不必担心营养不足，因为按目前的饮食结构，大部分情况下是饮食过度的，也造成了各位新妈妈体重不能恢复到孕前水平。

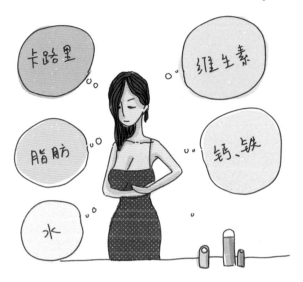

我该怎样吃，才能促进乳汁的分泌？

妈妈产后 5 周（45 周）

日期　　　　　　　　MON

日期　　　　　　　　TUE

日期　　　　　　　　WED

日期　　　　　　　　THU

日期   FRI

日期   SAT

日期   SUN

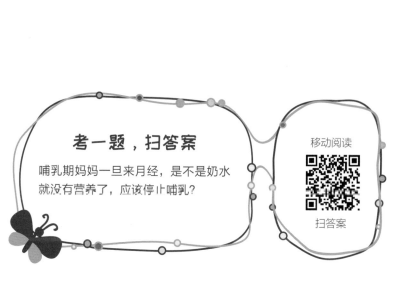

考一题，扫答案

哺乳期妈妈一旦来月经，是不是奶水就没有营养了，应该停止哺乳？

移动阅读

扫答案

鼓励爸爸参与育儿

新妈妈要意识到自己并不应该独立承担照顾孩子的角色，养育孩子，需要爸爸、妈妈甚至更多家人的集体努力。爸爸的参与可以帮助新妈妈缓解焦虑，而且爸爸身上的"男子气概"，可以让孩子表现得更加大胆、自信。新妈妈要鼓励爸爸参与育儿，不能因他一时的粗心马虎、手忙脚乱，达不到自己的"高"标准，就出言打击他的积极性，或索性"忘"了爸爸的作用。

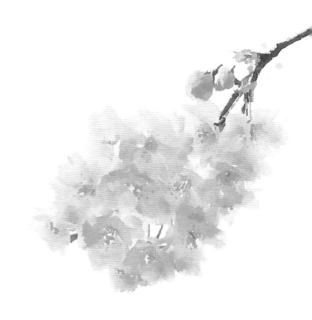

妈妈产后 6 周（46 周）

我的宝宝什么样？

宝宝俯卧时，不但能抬头数秒，还能伸展小腿；颈部肌肉灵活、有力，经常移动头部；对物品的记忆持续增强；看到别人微笑时会跟着微笑。

产后第 6 周我该做些啥？

❀ 去分娩的医院进行产后 42 天健康检查。

❀ 学习育儿知识，承担照料宝宝的部分工作。

❀ 保持愉悦的精神状态，多和朋友、家人沟通。

每周必知：

产后情绪不稳和忧郁

约有 80% 的新妈妈产后几天内会情绪低落。在接下来的几周，会有情绪起伏、不确定、失望、隐隐的难过等各种症状。产后的情绪低落一般在 2~4 周后就会消失。如果 4 周后情况仍没有好转，需要立即联系医生。因为有 15%~30% 的新妈妈情况会恶化，发展为产后抑郁症。主要表现为不快乐，不愿意和宝宝相处，不愿意照顾宝宝，失眠，食欲缺乏，极度忧虑，惊慌失措，甚至发展到产生伤害宝宝和自己等极端行为。

6 招克服产后情绪不稳和抑郁

❀ 保证充足的睡眠和营养。

❀ 接受家人和朋友的帮助，请他们分担育儿重任。

❀ 和先生、家人或朋友多交流。

❀ 留一些属于自己的时间和空间。

❀ 不要事事追求完美。

❀ 在孕期可以考虑预防为主，最有效的预防措施是，认识到产后情绪低落是很普遍的，主要是由于产后的激素波动所导致的。产后这段时间要积极主动地与家人和朋友沟通，积极降低产后情绪不稳定的程度。

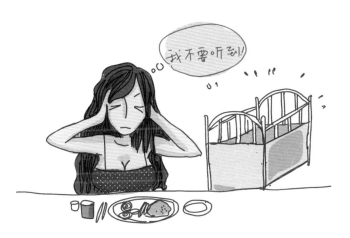

吵死啦，能不能让我安心吃一顿饭啊？

妈妈产后 6 周（46 周）

日期　　　　　　　　MON

日期　　　　　　　　TUE

日期　　　　　　　　WED

日期　　　　　　　　THU

日期 　　　　　　FRI

日期 　　　　　　SAT

日期 　　　　　　SUN

考一题，扫答案

都说妈妈运动后不能哺乳，否则会影响宝宝健康？

移动阅读

扫答案

新妈妈产后42天检查

- 乳房检查：乳汁分泌是否正常，是否有肿块、压痛，乳头是否有破裂。
- 测量血压：新妈妈测血压时要处于安静的状态，避免身体过冷、过热，同事消除紧张、焦虑情绪。
- 血尿常规：患妊高征产妇，要注意恢复情况，并做尿常规检查。
- 盆腔器官检查：检查会阴及产道的裂伤愈合、骨盆底肌肉组织紧张力恢复，以及阴道壁有无膨出等。
- 请医生帮助确定采取适宜有效的避孕措施。

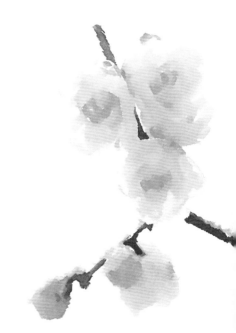

我的宝宝什么样？

宝宝感官逐渐变得更协调；会有意地转向有趣的声音来源；视线范围变大，能够用眼睛追踪移动物体；把玩并吮吸自己的小手（扫"**移动阅读**"二维码，听妈咪 Jane 推荐的宝宝音乐）。

产后第 7 周我该做些啥？

❀ 剖宫产的新妈妈注意伤口护理，预防感染；尽早使用疤痕修复贴。

❀ 通过饮食、运动等多种方法缓解产后痔疮。

❀ 注意日常皮肤护理按摩，修复妊娠纹。

❀ 若患感冒等疾病，须遵医嘱用药。

每周必知：

产后瘦身

分娩 1~2 周后，新妈妈会减少约 7 千克的体重。减轻的体重主要有以下几个部分组成：宝宝 3~4 千克；胎盘 0.5~1 千克；羊水 0.5~1 千克；产后消去的水肿 2~4 千克；缩小的子宫 0.5 千克。大部分新妈妈在 2~3 个月后会恢复体形，但是如果孕期增加了 25 千克，那就需要更长甚至整整一年来恢复产前体形。健康饮食和适量运动是减轻体重的关键。

❀ **腹肌运动**：仰面躺下，弯起双腿，脚掌贴地分开与胯部平行；抬起头部和肩部至离地面 8~15 厘米处，感到腹部肌肉收紧。重复 8~10 次为一组，每次运动做 3 组，逐渐增加。

❀ **小腹锻炼**：平躺在地面上，双腿抬起，弯膝与地面成 90 度；再慢慢地抬起臀部，离地面 2~5 厘米，并呼气。每组做 8~10 次，休息片刻后再重复。如此，新妈妈慢慢地就能做上 15 次、20 次，甚至 30 次了。

❀ 恢复到孕前体重最重要的一点，是不要过度饮食。要按需饮食，不要摄入过多的卡路里。

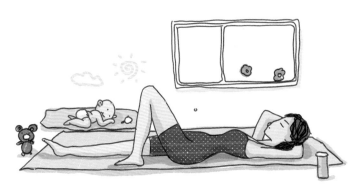

如何才能减轻体重，找回我的平坦小腹？

妈妈产后 7 周（47 周）

日期   MON

日期   TUE

日期   WED

日期   THU

日 期　　　　　　　　FRI

日 期　　　　　　　　SAT

日 期　　　　　　　　SUN

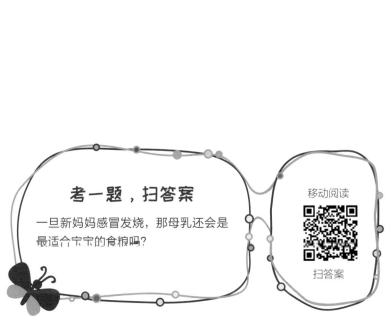

考一题，扫答案

一旦新妈妈感冒发烧，那母乳还会是
最适合宝宝的食粮吗？

移动阅读

扫答案

运动好！但现在还不宜剧烈运动

产后立即剧烈运动减肥，可导致身体子宫康复放慢并引起出血，严重的还会引起分娩时手术断面或外阴切口再次遭受损伤。一般来说，顺产 4~6 周后，新妈妈才可以开始做产后瘦身操，剖宫产者则需 6~8 周或更长的恢复期，运动时更需小心。

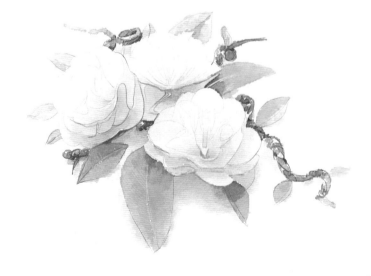

妈妈产后8周（48周）

我的宝宝什么样？

宝宝两个月啦！多数时间宝宝的头都能保持直立；喜欢将两只小手互相握起来；能把物品和相应的名称联系在一起；看到妈妈，会特别地兴奋。

产后第8周我该做些啥？

❀ 适当外出会友、娱乐，放松心情。

❀ 勤洗澡，保持身体清洁。

❀ 注意日常皮肤护理按摩，修复妊娠纹。

❀ 精心护理宝宝，多与宝宝交流。

每周必知：

产后掉发

很多新妈妈会大把脱发，这是孕期雌激素过高的后遗症。分娩后9个月左右就会恢复正常。

❀ **可尝试中短发**：应避免留长发，长发妈妈们可以大胆尝试一下中短发发型。

❀ **注意饮食营养**：除了蛋白质之外，头发还需要维生素与多醣类等营养成分。

❀ **加强对头皮的呵护**：利用按摩促进血液循环。平时可以利用指腹按摩头皮，包括揉、捏、敲、擦等四个步骤。揉时画圆，指甲不要竖起；捏时力道放松；敲时以发旋为中心前后左右移动；擦时用拇指由正后往下面按，空闲时或淋浴时不妨试试。一旦头皮血液循环良好，细胞活性化，头发生长的速度自然加快，发质就会变得更健康！

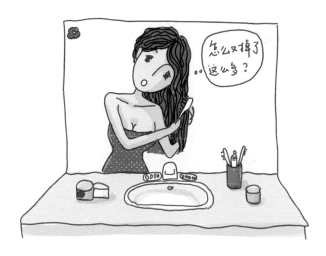

我的美丽秀发，怎么又掉那么多？

妈妈产后 8 周（48 周）

日期	MON

日期	TUE

日期	WED

日期	THU

日期　　　　　　　FRI

日期　　　　　　　SAT

日期　　　　　　　SUN

考一题，扫答案

对于头发容易出油的新妈妈来说，洗头的频率会很高。每天洗头会加重脱发症状？

移动阅读

扫答案

改善产后阴道松弛

无论顺产还是剖宫产，阴道的弹性均低于孕前。妊娠本身就可能损伤盆底的承托功能，所以分娩后或多或少都会有一些骨盆底肌肉松弛的现象。阴道分娩由于胎头的挤压，盆底的损伤会更明显。这种情况下可以通过盆底康复来改善，例如经常做缩肛运动，以增强骨盆底肌肉的张力，也可用盆底康复治疗仪通过物理治疗的方法帮助盆底功能恢复。

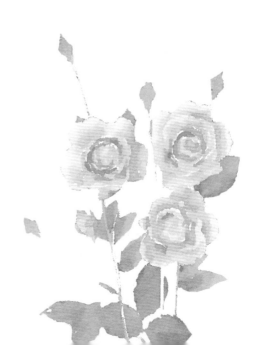

妈妈产后9周（49周）

我的宝宝什么样？

宝宝体重 4~7.1 千克，身长 53~62.4 厘米；后囟门接近闭合；夜里连续睡眠的时间增长；视线范围拓宽，喜欢复杂、色彩丰富的图案和人脸；具有听力辨别能力；自发性的动作增多。

产后第9周我该做些啥？

❀ 在带养孩子的过程中，关注婆媳关系。

❀ 积极处理夫妻双方与老人的关系。

❀ 别忘记带宝宝进行疫苗接种。

每周必知：

新妈妈喝水要注意

以下几种水都不同程度地存在健康隐患，有悖于"健康水"的标准，新妈妈一定要远离。

❀ 老化水：指那些久不流动的积水和贮存过久的水，有毒物质随着贮存时间的延长而增多。

❀ 过软的水：如蒸馏水，水中的矿物元素太少甚至缺失。长期饮用软水，心血管疾病的发病率与死亡率升高。

❀ 千沸水：指的是在炉火上沸腾了一夜或很长时间的水，包括电热开水器中反复煮沸的水以及蒸锅水。

❀ 未煮沸的水：生水固不能喝，未煮沸的水也不能饮用。

❀ 重新煮沸的水：有些妈妈习惯将热水瓶中剩余的温开水重新烧开再喝，这种看似节约的做法很不妥。

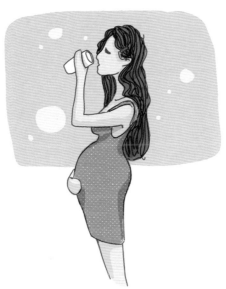

妈妈产后，可不是什么水都能喝！

妈妈产后9周（49周）

日期   MON

日期   TUE

日期   WED

日期   THU

日 期   FRI

日 期   SAT

日 期   SUN

考一题，扫答案

越来越多的新妈妈会储存一部分母乳，并选择用微波炉加热，这会使母乳中的营养物质丧失吗？

移动阅读

扫答案

坚持夜间哺乳

小婴儿在夜里醒来并急着想吃奶是很正常的。坚持夜间哺乳可帮助新妈妈维持充足的奶量，所以前 3 个月我们鼓励新妈妈在夜晚按孩子需要哺乳。甚至对于新生儿来说，即使晚上没有表现出很强烈的吃奶欲望，只要新妈妈观察到宝宝有脚动、嘴动的小动作，就可以把宝宝抱起来喂。

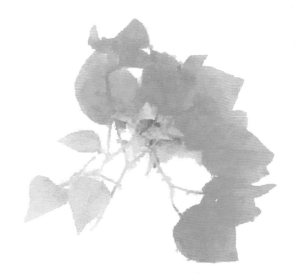

我的宝宝什么样？

宝宝趴卧时会短时间将头胸抬起，会同时移动双臂或双腿；会以眼睛和头跟随缓慢移动的物品；会用手探索自己的身体，发出声音来响应声音；嗅觉进步，会回避难闻的气味。

产后第 10 周我该做些啥？

❀ 协调夫妻关系，不要因为宝宝而冷落了爸爸。

❀ 抽点时间，和爸爸享受温馨的二人世界。

❀ 恢复性生活，但要采取避孕措施。

❀ 避免用力挤压乳房，防止产生内部疾患。

每周必知：

产后性生活

产后恶露干净需要 6~8 周，所以产后 2 个月内禁忌性生活，以便阴道、子宫和会阴的恢复。

❀ 生理变化的影响：产前产后荷尔蒙的剧变会直接影响女性性器官。产后雌激素在短时间内下降使得阴道不如产前那么滑润，使得性生活可能并不愉快如初，甚至有点痛苦。随着荷尔蒙恢复正常，这类问题也将不复存在。

❀ 必要的二人世界：有了宝宝的爸妈会把注意力全部集中在宝宝身上，而忽视了二人世界。在宝宝满月后，爸妈应尽早创造属于自己的私密空间，如出去晚餐，看电影，选择一个周末晚上把宝宝托付给长辈，过一个亲密不受打扰的夜晚。

❀ 新爸爸的温柔关怀：两人间的亲密举动并不仅仅是性生活，还包括拥抱、互诉衷肠等。在新妈妈没有恢复性冲动的阶段，新爸爸仍要给予温暖的爱抚、贴心的拥吻等。

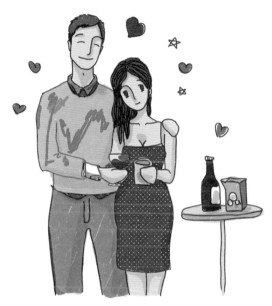

难得的二人世界，怎样能过得更精彩？

妈妈产后 10 周（50 周）

日期	MON

日期	TUE

日期	WED

日期	THU

日期　　　　　　　　FRI

日期　　　　　　　　SAT

日期　　　　　　　　SUN

考一题，扫答案

哺乳期的新妈妈，只要没来月经，不避孕也不会怀孕，所以无须采取避孕措施？

移动阅读

扫答案

你们开始避孕了吗？

- 现阶段最好爸爸使用避孕套或服用避孕药。
- 产后 6 个月，妈妈可放置宫内节育器。
- 如果希望永久避孕，也可做绝育术。
- 断奶后，妈妈可以口服避孕药物。

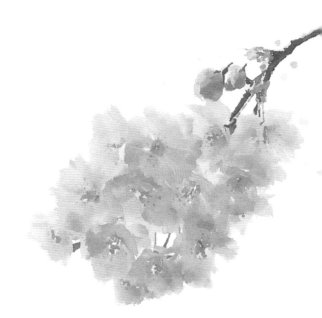

我的宝宝什么样？

宝宝会用手肘支撑自己，喜欢在大人的腿上跳跃；还会扭转头颈，寻找声音来源；会握住并挥动玩具；喜欢吮吸自己的大拇指（扫"**移动阅读**"二维码，听妈咪Jane推荐的宝宝音乐）。

产后第 11 周我该做些啥？

❀ 让家人分担带养宝宝的重任，保证充足睡眠。

❀ 给自己留些时间和空间。

❀ 均衡饮食，调节内分泌。

❀ 科学纤体，恢复体力。

每周必知：

产后记忆力变"差"

都说"一孕傻三年"，真实原因如下：

❀ **心思都集中在宝宝身上**：刚升级为新妈妈，把新生命放在第一位时，其他事就难免被遗忘了。所以，新妈妈宠爱宝贝，同时也要关爱自己。

❀ **进入全新陌生领域**：育儿不是一件容易的事情，如果不是非常熟练，很容易顾此失彼。新妈妈要积极鼓励爸爸参与，并寻求家人的协助。

❀ **雌激素水平下降，导致记忆力下降**：从生理方面来说，女性体内的雌激素水平在孕晚期是急剧下降的，在生完孩子后达到最低水平。而雌激素除了在女性生育中起到调节作用，同时也是一种为大脑输送信息的神经传递素。当体内雌激素水平下降的时候，大脑的记忆力自然下降。

❀ **失眠也是导致健忘的诱因**：如果长期失眠，出现健忘的症状就很正常，治疗好失眠，健忘也会随之改善。

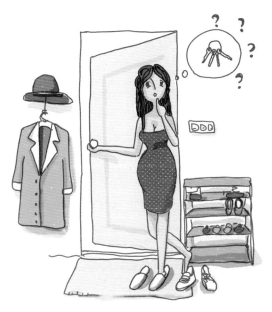

找到手机丢了钥匙，我的"好记性"去哪儿啦？

妈妈产后 11 周（51 周）

日期　　　　　　　　MON

日期　　　　　　　　TUE

日期　　　　　　　　WED

日期　　　　　　　　THU

日期　　　　　FRI

日期　　　　　SAT

日期　　　　　SUN

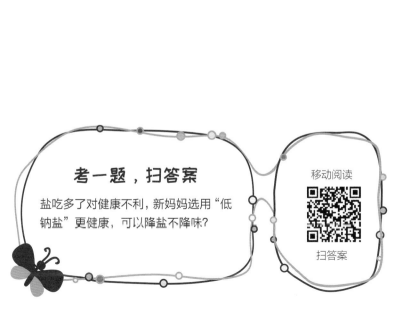

考一题，扫答案

盐吃多了对健康不利，新妈妈选用"低钠盐"更健康，可以降盐不降味?

移动阅读

扫答案

产后何时会恢复月经

不哺乳的新妈妈，一般在产后 2~3 个月内月经就能复潮，而哺乳的新妈妈，月经复潮的时间有极大的不确定性，可能在产后第 2~18 个月内的任何时候恢复，平均为 6~8 个月，甚至有的在哺乳期间月经一直不来潮。所以，新妈妈要学会观察自己身体的变化，令自己的产后生活更健康。

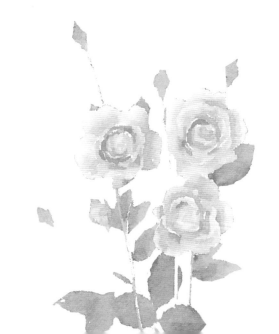

我的宝宝什么样？

宝宝面部表情、发声增加；喜欢舔舐东西；连续注视手可能长达 5~10 秒钟；越来越喜欢自己翻身；会分辨自己和别人的镜中影像；开始辨认并区分家庭中的成员。

产后第 12 周我该做些啥？

❋ 进行角色定位，确定重返职场或者做全职妈妈。

❋ 继续母乳喂养的妈妈准备好"背奶"用品。

每周必知：

新妈妈重返职场准备

❋ **均衡营养，恢复精神面貌**

准备重返职场的新妈妈可以适当调整自己的饮食，不论是穿着打扮还是整体精神面貌都需要进行修炼，以便充满自信地回归职场。

❋ **找好带养人，规律作息**

新妈妈要先规划好自己重返职场后宝宝的带养问题，让主要带养人和宝宝提前进行互动；新妈妈也要保证充足睡眠，调整到职场作息时间。

❋ **科学运动，恢复体力**

进行适宜的运动，有充沛的体力迎接即将到来的紧张的职场生活。

❋ **家人沟通合作，避免矛盾**

与先生和其他家人加强沟通，协调家务，避免家庭矛盾。

❋ **规划职业方向，更新专业知识**

提前与上司进行沟通，制定新的职业规划，清晰定位自己的职业角色；保持和同事的日常联系，了解公司的变化和工作进展。

❋ **工作哺乳两不误**

在返回工作岗位前 3 周开始使用吸奶器，教会宝宝用奶瓶。

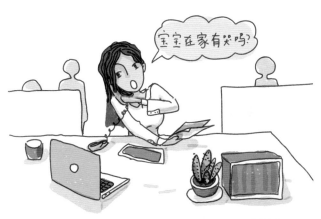

有了同事们的鼓励，我对重返职场充满期待！

妈妈产后 12 周（52 周）

日期 　　　　　　　　MON

日期 　　　　　　　　TUE

日期 　　　　　　　　WED

日期 　　　　　　　　THU

日 期	FRI

日 期	SAT

日 期	SUN

考一题，扫答案

很多新妈妈被告知母乳在 4 个月以后就没有什么营养了，应该断母乳换奶粉喂养。真的是这样吗？

移动阅读

扫答案

精打细算的背奶妈妈

哺乳妈妈上班或外出时用吸奶器吸出的母乳可以直接储存在储存袋内，回家可给宝宝喂哺。如果乳汁充沛，可以将多余的乳汁装入储存袋内后，放入 0℃以下冷冻室储存，时间可长达 4~6 个月。即使以后无法亲喂，解冻乳汁喂哺，也可最大程度地延长母乳喂养时间。新妈妈对自己的奶水一定要精打细算。

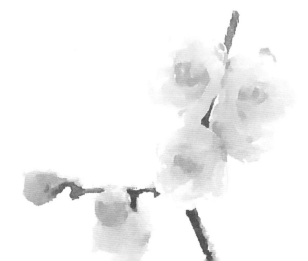

注 : ※ 表示该内容可在相应的"考一题，扫答案"栏月
中查看。

图书在版编目（CIP）数据

好孕来了：孕产全程·52周必读·边读边记/妈咪
Jane 编著 . -- 上海：东方出版中心，2016.11
　ISBN 978-7-5473-1027-4

　Ⅰ．①好… Ⅱ．①妈… Ⅲ．①妊娠期－妇幼保健－基
本知识②产褥期－妇幼保健－基本知识 Ⅳ．① R715.3

　中国版本图书馆 CIP 数据核字 (2016) 第 245543 号

责任编辑　　邓　伟
书籍设计　　黄佳菁　李　娜

好孕来了
孕产全程 | 52 周必读 | 边读边记

出版发行：东方出版中心
地　　址：上海市仙霞路 345 号
电　　话：021-62417400
邮政编码：200336
印　　刷：上海雅昌艺术印刷有限公司
开　　本：787*1092 毫米　1/32
字　　数：230 千字
印　　张：10
版　　次：2016 年 11 月第 1 版第 1 次印刷
ISBN　978-7-5473-1027-4
定　　价：58.00 元